中华功法应用与研究丛书

刘晓丹

王振伟

吴卫兵 ○ 主编

六字诀
应用与研究

上海交通大学 出版社

SHANGHAI JIAO TONG UNIVERSITY PRESS

内容提要

六字诀是中国传统养生医疗功法的代表之一,具有一千多年的悠久发展历史。六字诀是一套简便易学、功效显著、风格独特的健身气功功法,深受普通百姓的喜爱。

本书为"中华功法应用与研究丛书"之一,全书共三章,分别为"导论""六字诀功法的主要动作""六字诀临床应用"。全书对六字诀的历史渊源、功法特点、现代研究、临床应用等做了全面系统的阐释,有助于研究者和习练者更好地了解六字诀。

本书可供六字诀爱好者和相关研究人员阅读参考。

图书在版编目(CIP)数据

六字诀应用与研究/刘晓丹,王振伟,吴卫兵主编.
上海:上海交通大学出版社,2025.7.—ISBN 978-7
-313-33019-2

Ⅰ.R214

中国国家版本馆 CIP 数据核字第 202502TB19 号

六字诀应用与研究
LIUZIJUE YINGYONG YU YANJIU

主　　编:	刘晓丹　王振伟　吴卫兵		
出版发行:	上海交通大学出版社	地　　址:	上海市番禺路 951 号
邮政编码:	200030	电　　话:	021-64071208
印　　制:	上海锦佳印刷有限公司	经　　销:	全国新华书店
开　　本:	880mm×1230mm　1/32	印　　张:	3.375
字　　数:	74 千字		
版　　次:	2025 年 7 月第 1 版	印　　次:	2025 年 7 月第 1 次印刷
书　　号:	ISBN 978-7-313-33019-2		
定　　价:	48.00 元		

本书由 SMC 株式会社会长高田博士支持和赞助！

中华功法应用与研究丛书

编 委 会

名誉总主编：严隽琪

总 策 划：张 杰（上海交通大学原校长）

总 顾 问：徐建光（上海中医药大学原校长）

总 主 编：严隽陶

执 行 策 划：孟国香

学 术 秘 书：姚 斐

编 委（按姓氏拼音排序）：

赖剑慧 上海体育学院

刘晓丹 上海中医药大学

刘玉超 北京市中医医院

吕 强 上海中医药大学

王 震 上海体育学院

王晓军 北京体育大学

吴云川 南京中医药大学

姚 斐 上海中医药大学

插 图 绘 制：董 易（英国皇家艺术学院/
帝国理工大学 工业设计）

"中华功法应用与研究丛书"总序

"中华功法应用与研究丛书"是由日本SMC株式会社会长高田先生热情资助,上海交通大学、上海中医药大学精心组织,由国内功法研究的著名专家和功法流派的资深传人,将中国历代具有养生医疗价值的优秀传统功法,从应用与研究两个方面进行编撰的丛书。

中国传统功法,古代称为"导引"或"道引"。晋代李颐认为,导气令和,引体令柔。因此,在近代又有"气功"与"功法"之称。功法,在中国几千年的流传中,常与推拿、按摩的手法结合应用。1973年,在中国长沙马王堆出土的汉墓中的帛画导引图,有44个导引姿势,其中一部分是单纯的功法运动,一部分是结合手法操作治疗病痛,或借助器械进行的运动锻炼。在各个姿势图的旁边,还标以该运动的功用,以及适应病症的文字。足见功法导引既是养生防病的方法,又是治疗疾病的手段。

功法导引,在几千年的传承历史中,经过历代传承者的整理、总结、扬弃、融合,形成了丰富的种类及流派,有"五禽戏""八段锦""易筋经""六字诀""少林内功"等,还有具有功法性质的各种拳术,如"太极拳""八卦拳""形意拳""查拳"等。武术与功法有同有异。其同者,都是人体肢体运动,具有前后相连的运动规范,并结合呼吸及意念活动,即"形""气""神"三结合。其异者,武术的各种拳术,目的是为对抗与搏击,锻炼力量与技巧;而功法锻炼,则是为了提高人体的功能,增强抗病能力,及时恢复机体的各项正常生理功能。由于两者有相同的特点,所以习武术者大多会选择不同的功法进行锻炼,以壮体固本,更好地掌握拳术的架势和套路,在对抗中取胜。以养生防治疾病为目的的练功者,也会结合一些轻灵的拳术锻炼体质,更好地平衡躯体的功能,抵御疾病。练功和习武,常表现为你中有我、我中有你,但由于应用的目的不同、适用的对象不同,不能混为一谈。

本丛书所选择的功法内容,主要定格在具有养生和医疗(康复)作用的功法方面,如"八段锦""易筋经""六字诀""五禽戏""少林内功""马王堆导引术"等六类功法的应用与研究。同时将名为拳法的"太极拳"也纳入本丛书,因为"太极拳"在中华大地几百年的传承过程中,其主要作用表现为养生和医疗(康复),并在海外广为传播,久负盛名。

这套丛书所列的功法,以往已有大量的相关书籍出版(包括影像资料)。我们本次编撰的思路,则是着力于功法的养生、医疗(康复)作用的应用和研究。21世纪以来,人类已经进入一个有望人人享有健康的时代。世界卫生组织(WHO)在1948年对健康的定义是:"不仅没有疾病和虚弱,而是在躯体上、精神上、社会上处于完满的状态。"这种大健康的概念,把人既看作是生物的人,又看作是社会的人,即有思维活动和情感的人。维护健康、保持健康,在充分发挥医疗(康复)功效的同时,更需要发挥养生防病的积极作用。"中华功法应用与研究丛书"即具有这样的双重作用。

中国及海外学者,在演练、推广中国传统功法的过程中,不仅分别对呼吸、精神、肢体的作用做了大量的观察研究,而且对这三者相互的关系效应也做了观察和分析。在这一方面,本丛书的撰写者在各分卷中都有收集和展示。这不但能使一般的功法习练者,对他们习练的功法增进认识与理解;而且对临床及研究人员做深入探索也具有积极的意义。

本丛书能及时出版,既有赖于高田会长慧眼识珠,大力资助,使之玉汝于成,也是上海中医药大学、上海交通大学领导悉心组织、积极推进的结果,更是一大批优秀的传统功法研究人员与资深传承人倾心奉献的结果。在此,对他们的辛勤付出一并致以诚挚的谢意。

总主编严隽陶

2021 年 2 月

序　一

上海交通大学是我国历史最悠久的高校之一,也是一所非常国际化的综合性、研究型大学。在国际交往中,上海交通大学与日本著名的SMC株式会社本着友好合作原则,互相支持,彼此受益颇多。校企成功合作的关键人物是高田芳行先生,他是一位卓越的企业家。1959年,高田芳行先生在日本东京创立SMC株式会社,并以卓越的管理能力使之跻身世界500强企业行列。高田先生同时是一位中日友好的使者,多年来对中国的教育事业给予积极支持,对上海交通大学教育事业的发展也给予了热心关注和大力支持。2014年,高田先生获颁上海交通大学名誉博士学位。记得在当年9月的开学典礼上,已至耄耋之年的高田先生专程到交大参加仪式,他在致辞中借用"老骥伏枥,志在千里"表达了自己的心愿,并殷切希望交大学子努力成为一名博学多才、可以活跃在世界舞台上的有用人才。

高田先生对中华文化深为关注,对中医药养生、治病方式怀着浓厚兴趣。我校与上海中医药大学有着长期紧密的合作,包括对中国古代功法的动力学、运动学解析及生物学效应原理等的研究,高田先生高度认同理工与传统中医的多学科交叉研究。2013年,为促进中医药学的发展,他为中医现代康复研究慷慨提供经费支持,委托上海中医药大学著名学者严隽陶教授领衔开展了对中华传统功法的深入研究，同时有力推动了上海交通大学与上海中医药大学的医工结合合作研究。这套"中华功法应用与研究丛书"就是该项工作的一部分。在此，我代表上海交通大学向日本 SMC 株式会社高田先生对传播中华传统中医文化的大力支持致以崇高的敬意！并对上海中医药大学相关专家学者的悉心总结、详尽编撰表示衷心感谢！愿中华传统的养生与康复医学不断发扬光大。

是为序。

黄震

上海交通大学副校长

2020 年 10 月

序　二

　　近年来，在卫生医疗领域，以药物治疗为中心的医学模式受到环境、资源、经济、安全等诸多挑战，积极推进非药物治疗医学模式已成为共识。中医传统功法和推拿，也就是《黄帝内经》中讲的"导引""按蹻"之术，以其悠久的历史、普遍的运用、鲜明的特色，在国际医学领域独树一帜，成为世界"手法治疗之宗"，并被广泛应用于养生、康复、治疗、预防等领域。针灸学走向世界的实践再次证明，人体的经络蕴含着能调节机体功能的巨大奥秘。易筋经、八段锦、五禽戏、太极拳、少林内功，看似不经意的拉伸与吐纳，即可使肢体与内脏共同构筑起生命的信息网络。与我们熟悉的药物治疗相比，它们显得如此的神奇和富有美感。因此加强对传统功法的深入挖掘和现代总结，是弘扬中医药文化、打造中国风格健康服务模式、提升中医药国际影响力的关键举措之一。作为与针灸同样具有非药物治疗标志性特色的推拿疗法，上海中医药大学早在1956年就率先建立了全国推拿现代教育机构——上海中医学院附属推拿学校。改革开放之后，上海中医药大学于1982年首先设置推拿学本科班，1985年招收了全国首批推拿学硕士研究生，1997年招收了首位推拿学博士研究生，2001年首位推拿学博士后进站。通过60余年，尤其是近30年的持续探索，在国内率先构建了现代推拿人才培养体系，奠定了我国推拿学科专业建设的基本框架,形成了一系列有重大影响的教学成果和教学规范,实现了推拿学教育由传统走向现代的历史性转变。上海中医药大学还在国内率先建立了融合生物力学、神经生物学及人工智能为一体的多学科研究平台,研究与探索手法、功法效应的作用原理,对推拿研究的标准化、客观化发展起到了引领作用。这些成就,与本丛书总主编严隽陶先生的贡献是分不开的,他是新中国第一代推拿大家,也是一位推拿学现代化发展的开拓者和奠基人,是推拿界的"儒医"。

医学是科学,也是看待生命的一种艺术和智慧。中国传统功法关乎的是健康全过程,强调要既能够固护及鼓舞正气,又能阻断外邪引发的人体"内伤"。调身、调息、调神相结合,扶正祛邪,调整阴阳,动静结合,防治康护养与心身形神一以贯之,不但是中医天地人、精气神整体理念的集中体现,而且最能体现养生的主动性和对生命主体的尊重性,真正意义上把"人"和"自我体悟"放到了核心的位置上。

高田先生是国际气动装置领域著名企业 SMC 的创始人,多年来担任上海中医药大学的名誉教授,倾注一身心血于事业,九十多岁了还充满活力地奔波在事业一线,堪称壮心不已的典范,也是我十分敬重的长者。他对中国传统功法兴趣浓厚,这得益于他对针灸推拿的亲自体验。他大力支持中医药传播,对中华养生、医疗功法应用与研究给予了极大的关注与支持,并慷慨拨资专列项目,委托他的好友严隽陶先生领衔深入开展对中华传统疗法和康复养生思想的研究。这一份情怀,令人感动。其中也让我们体会到,中医功法之核心不光是形体的一举一动,而是"神能驭形",要把自己的"心"也融入其中,才能在真正意义上达到气血调畅、以致中和、延年益寿之效,功法之妙似也寄于此。

孟子曰:"孔子,圣之时者也。孔子之谓集大成。集大成也者,金声而玉振之也。"此功法大集的出版,正逢其时,正应此言,也融入了编者的智慧和付出。中国国家主席习近平在《求是》杂志上发表的重要文章《构建起强大的公共卫生体系,为维护人民健康提供有力保障》中指出,要"加强古典医籍精华的梳理和挖掘",要"既用好现代评价手段,也要充分尊重几千年的经验,说明白、讲清楚中医药的疗效"。这为我们加大对中医古籍和经典理论的挖掘以及进行现代学术研究提供了新的指南。我们当以更高的站位、更强的使命担当,用更大的自信、更开放创新的思维,解决我国推拿学科在国际主流医学中显示度仍然不高的问题,同时把功法传承作为探究生命奥秘和未知的一把钥匙,对接"健康中国"和中医药健康服务发展战略,以"国际水平、中国风格、中医特色"为主线,有力拓宽"传承精华、守正创新"的实践之路,让中医之光造福人类健康命运共同体。

谨以此序,权作学习心得!

胡鸿毅
上海市卫生健康委员会副主任
上海市中医药管理局副局长
上海市中医药学会会长
2020 年 10 月

Contents

目　　录

第一章

导　论

第一节　六字诀名称释义与历史渊源

一、六字诀名称释义

六字诀又称六字气诀，是中国传统功法的代表性功法，具体指以呼吸吐纳为主，同时配合嘘(xū)、呵(hē)、呼(hū)、呬(sī)、吹(chuī)、嘻(xī)六种独特的吐音方法，并辅助以相应简单的肢体动作和意念，来调整肝、心、脾、肺、肾、三焦乃至全身的气机运行，达到调节心理、强壮脏腑、柔筋健骨等强身健体、养生康复的目的，是一套简单易学、功效显著、风格独特的健身气功功法。

二、六字诀的历史渊源

六字诀现存文献最早见于南北朝时梁代陶弘景所著的《养性延命录》。《养性延命录·服气疗病篇第四》中明确记载："纳气有一，吐气有六。纳气一者，谓吸也；吐气六者，谓吹、呼、唏、呵、嘘、呬，皆出气也……委曲治病，吹以去热，呼以去风，嘻以去烦，呵以下气，嘘以散滞，呬以解极。"这段记述不仅明确地指出了六字诀的含义，也简略地指出了六字诀的功效。自此后，历代都有六字诀相关的文献记载，发展和补充了六字诀的方法、理论以及应用。赵向丽对六字诀的发展演变过程做了系统的分析和总结,将六字诀演变分为6个阶段:萌芽时期、形成时期、发展时期、再发展时期、成熟时期、推广时期[1]。

(一)萌芽时期——先秦及秦汉

六字诀来源于生活,来源于实践。道家老子的专著《道德经》中记载"故物或行或随,或嘘或吹"。"嘘"与"吹"应是春秋时期主要的行气方法,是吐故纳新的主要形式,也应是六字诀功法的原始雏形。从"故物或行或随"可看出,六字诀原始形态"嘘、吹"应与"行、随"等为一体,均来源于春秋时期人们的日常生活或行为。《庄子·外篇·刻意》中又指出:"吹呴呼吸,吐故纳新,熊经鸟伸,为寿而已矣。此道引之士、养形之人,彭祖寿考者之所好也。"明确指出"吹呴呼吸,吐故纳新"的呼吸吐纳方法可以养生长寿。《汉书》卷六十四下《严朱吾丘主父徐严终王贾传第三十四下》中记载:"遵游自然之势,恬淡无为之场……何必偃仰屈伸若彭祖,呴嘘呼吸如侨、松,眇然绝俗离世哉。"可以看出当时已经有吐纳导引的养生功法。以上均为六字诀形成的雏形。

(二)形成时期——两晋南北朝

两晋南北朝时期,陶弘景在《养性延命录·服气疗病篇第四》中明确记载六字诀的吐音方法,"纳气有一,吐气有六。纳气一者,谓吸也;吐气六者,谓吹、呼、唏、呵、嘘、呬,皆出气也"。此外,他还将六字诀的功用与五脏联系起来,并用于治病。"凡病之来,不离于五脏,事须识根,不识者勿为之耳。心脏病者,体有冷热,呼、吹二气出之;肺脏病者,胸膈胀满,嘘气出之;脾脏病者,体上游风习习,身痒痛闷,唏气出之;肝脏病者,眼疼,愁忧不乐,呵气出之。"并说明使用六字诀的关键要领。"若患者依此法,皆须恭敬用心为之,无有不差,此即愈病长生要术也。"其练习顺序采用了五行相克的方式:"以鼻引气,口中吐气,当令气声逐字吹、呼、嘘、呵、唏、呬吐之"。这里六字诀的练习顺序是吹、呼、嘘、呵、唏、呬,为五脏五行的相克顺序,其对应的脏腑为:吹呼对应心、嘘对应肺、呵对应肝、唏对应脾。练习时需"气声逐字",发出声音[2]。其首次记录了呼吸吐纳的读音,表明养生纳气以鼻吸而吐六气为主,并将六字诀行气法与脏腑理论进行有效结合,对脏腑疾病可产生一定的功效,奠定了六气配五脏的基础;突出显示其在临床上的治疗作用,并逐步应用于养生,是后世六字诀或六字气诀的起源。

(三) 发展时期——隋唐

隋唐时期,气功在医疗上被广泛运用,推动了六字诀的更好发展。该时期,六字诀的发展变化主要包括出现"口诀"与四季的结合、呼吸方法的转变等。

隋代佛教天台宗高僧智颉(yǐ)首次用口诀形式记载了六字诀,且在所著的《童蒙止观·治病第九》中首次总结出关于六字诀的治病口诀,颂曰:"心配属呵肾属吹,脾呼肺呬圣皆知,肝藏热来嘘字治,三焦壅处但言嘻"[3]。口诀的出现使得六字诀更加便于记忆和理解,提高了习练效率,推动了功法的发展。《童蒙止观》概述中还提出"调五和"的概念——调饮食、调睡眠、调息、调身、调心;这对气功理论的发展影响很大,是现在公认的练功三要素——调心、调息、调身的主要内容。其中《童蒙止观·治病第九》中记载"次明观治病者。有师言:但观心想,用六种气治病者,即是观能治病。何等六种气? 一吹、二呼、三嘻、四呵、五嘘、六呬,此六种息,皆于唇口之中,想心方便,转侧而坐,绵微而用。"[3]明确指出了练习呼吸吐纳时,需心息同调。此外,我国第一部论述各种疾病病因、病机和证候之专著《诸病源候论》中多处记载了吐纳导引法,如在心病候相关内容中指出:"心脏病者,体有冷热。若冷,呼气出;若热,吹气出"[4]。

孙思邈是唐代著名的医学家,他对六字诀发展的最大贡献在于"细化"。他在《备急千金要方》中记载:"热病者,用大吹五十遍,细吹十遍……肺病者,用大嘘三十遍,细嘘十遍。脾病者,用大唏三十遍,细唏十遍。"[5]从"大""细""五十""三十"等具体的表述中我们可以看出其与陶弘景所提出的六字诀有非常明显的不同。并在前书"心吹与呼、肺嘘、脾唏、肝呵"四腑与六字气相配的基础上,增加了"肾呬",在方法上也更加具体。另从该篇"吹如吹物之吹,当使字气声似字"与"若有病,依此法恭敬用心,无有不瘥,皆须左右导引三百六十遍,然后乃为之"等内容可见,六字诀对行气发声已开始有了要求,呈现出行气与导引之间密切的联系。这一主张对六字诀的发展影响重大,促使后世将六字诀与导引术相结合,形成许多新功种。

唐代道教学者胡愔在其《黄庭内景五脏六腑补泻图》中,进一步将六字诀功法进行了完善和整理[6]。其对六字诀最大的贡献在于将六字诀与五脏的对应关系进行了修改,并提出将习练方法与四季相结合的观点。她推翻了《养性延命录》所述六字诀与五脏的配合方式,重新整理、建立了一整套新体系,改肺"嘘"为肺"呬",改心"呼"为心"呵",改肝"呵"为肝"嘘",改脾"唏"为脾"呼",改肾"呬"为肾"吹",并增加了胆"嘻"之法,并将逐字发声吐气法改为按六字语音口型吐气而不发声的方法。她还将六字诀的习练与四季相结合,提到诸如"治心用呵,常以四月、五月""治肝用嘘,以春三月朔旦""治脾用呼,常以季夏之月朔旦""治肾用吹,常以冬三月"。胡愔以脏腑的生理、病理为依据,并将四季与养生紧密相连且将五脏对应关系重新进行了排列,形成了以中医五脏对应为基础的完整的六字诀功法。

(四)再发展时期——宋元

宋代邹朴庵的《太上玉轴六字气诀》对于六字诀的记述和改动是历史上最为详细和最具有创新意义的[7]。创新点体现在预备动作的添加、呼吸方法的改变两个部分。

　　添加的预备动作主要包括叩齿、搅海、咽津三个动作，即"叩齿三十六以定神，先搅口中浊津，漱炼二三百下，候口中成清水，即低头向左而咽之，以意送下，候至腹间"。这是在六字诀中首次添加预备动作，这也为后期肢体动作的产生奠定了基础。另外，该书对六字诀的呼吸方法也进行了具体的规定："低头开口念呵字，以吐出心中废气。念时耳不得闻声，闻即气粗，反损心气也。念毕低头闭口，以鼻徐徐吸天地之清气，以补心气。吸时耳亦不得闻吸声，闻即气粗，亦损心气也"。邹朴庵严格规定了在习练六字诀时不能"闻声"，即不能发出声音，否则将会有损心气。这样的论述在此之前的著作中均未提及。此外，其记述的脏腑归属发生了变化，同时练习顺序也发生了相应变化，呈现由相克向相生变化的趋势，只有肺"呬"和肝"嘘"之间还是相克的关系，而且仍起于五行之心火，取先泄心之火毒之意。

　　此外，宋代曾慥的《临江仙·八段锦》中，已经将六字诀融于其中，作为八段锦的辅助练习，可以看出六字诀的应用在其时已更加广泛。

（五）成熟时期——明清

　　明清时期，六字诀开始有了肢体动作，并将吐纳与导引结合起来。例如《遵生八笺》以及明代胡文焕的《类修要诀》等都有《去病延年六字法》总诀的记载："肝若嘘时目睁睛，肺知呬气手双擎，心呵顶上连叉手，肾吹抱取膝头平，脾病呼时须撮口，三焦客热卧嘻宁"。[8]其中提到叉手、撮口、睁眼、擎手、抱膝等在练功时所需的肢体动作，这些动作简单，幅度较小。

　　此外，明代对六字诀的治病机制做了进一步探讨。例如，龚廷贤在其所著《寿世保元》中，谈到六字诀治病。书中说："不炼金丹，且吞玉液，呼出脏腑之毒，吸入天地之清。"又说："五脏六腑之气,因五味熏灼不知,又六欲七情,积久生病,内伤脏腑,外攻九窍,以致百骸受病,轻则痼癖,甚则盲废,又重则丧亡。故太上悯之,以六字气诀治五脏六腑之病。"又如《修龄要旨·四时调摄》除了详细介绍用嘘字治肝、用呵字治心、用呼字治脾等导引用法外,还表述了动作姿势以正坐为主、大坐辅助,动作次数多为3～5次,动作结构主要为左右、伸屈、前后等,同时还具体指出了各式动作功效,如"去肝家积聚风邪毒气、去胆家风毒邪气、去心胸风邪诸病"等。可见,这一时期六字诀已有了行气与动作结合的简单表述,已初现了现代六字诀之雏形。

(六) 推广时期——中华人民共和国成立以后

中华人民共和国成立以后,马礼堂以及国家体育总局对六字诀在推广方面起到了关键作用。马礼堂在中国武术理论和实践上具有很深的造诣,且在中医学上又颇有研究,编创了"养气功六字诀"[9]。其不仅用图片的形式标示了念六字的口型,同时还对六字的发音做了详细标注,并以五脏配五音的发音口型进行了动作设计,添加了松静站立的预备式动作,详细介绍了动作经络走向,在社会上有一定的影响。

另外,为响应国家"发扬中华民族优秀文化,取其精华,去其糟粕,结合时代精神加以继承与发展,做到古为今用"的号召,国家体育总局健身气功管理中心编写了《健身气功·六字诀》一书[10]。该书整理编创的六字诀总共分为九势动作。包括预备势、起势、第一势(嘘字诀)、第二势(呵字诀)、第三势(呼字诀)、第四势(呬字诀)、第五势(吹字诀)、第六势(嘻字诀)、收势。新编六字诀对六字的脏腑归属、习练顺序、读音与口型、呼吸吐纳法、导引动作等都进行了考证。在脏腑归属上,六字诀具有五行五音五脏的对应关系。譬如,呵为舌音正对应于心——火,呼为喉音正对应于脾——土,吹为唇音正对应于肾——水,嘘(嘻)为

牙音正对应于肝(胆)——木,呬为齿音正对应于肺——金,嘻通
少阳经脉,既可疏通胆经,又可疏通三焦经脉。中医学认为,"少
阳为枢",通少阳即可调理全身气机,三焦的作用正是通行全身诸
气。因此,在六字的脏腑对应上,"嘘——肝,呵——心,呼——
脾,呬——肺,吹——肾,嘻——三焦"。在习练顺序上,若以治
病为主要目的,可按照五行相克的顺序习练:"呵——呬——
嘘——呼——吹——嘻";若以养生为主要目的,则按照五行相
生顺序习练:"嘘——呵——呼——呬——吹——嘻";"健身气
功·六字诀"的习练顺序是根据中医学理论中五行与脏腑对应
的理论,按照五行相生的顺序排列的。肝属木,木旺于春,四季
以春为首,所以先练嘘字诀;心属火,木能生火,所以次练呵字
诀;脾属土,土为火所生,所以再练呼字诀;练完呼字诀再练呬字
诀以调肺,肺属金,为脾土所生;肾属水,而金又生水,所以接下
来练习吹字诀以补肾,这样人体的五脏之气都得到了补养。三
焦主司一身之气,最后加练嘻字诀调理三焦,可以使全身气血畅
通,达到健康长寿的目的。在读音上,根据六字诀调息法要求匀
细柔长的规律,确定六字都为清音平声。在呼吸方法上,"健身
气功·六字诀"主要运用逆腹式呼吸。其方法与要领是:鼻吸气
时,胸腔慢慢扩张,而腹部随之微微内收,口呼气时则与此相反。
这种呼吸方法使横膈膜升降幅度增大,对人体脏腑产生类似按
摩的作用,有利于促进全身气血的运行,并且功效非常明显。在
吐纳方法上,健身气功管理中心认为:总的要求是"吐气不出声",
针对初学者可以出声以方便习练,熟练后逐渐转为吐气轻声,匀
细柔长的无声状态。总体而言,六字诀发展至中华人民共和国
成立后,其属性慢慢由"医疗"属性向"体育"属性转变。其技术
动作按照规定操化的方向发展,而经过改良后的六字诀针对的
人群是普通大众,扩大了受众面。另外,推广的主要目的也在于

满足普通大众特别是中老年群体的健身方式多元化的需求。

第二节　六字诀功法特点

一、六字诀功法的技术特点

(一) 读音口型，系统规范

在呼吸吐纳的同时，六字诀功法通过特定的读音口型来调整与控制体内气息的升降出入；根据五行相生的规律，形成分别与人体肝、心、脾、肺、肾、三焦相对应的"嘘、呵、呼、呬、吹、嘻"六种特定的吐气发声方法，进而达到调整脏腑气机平衡的作用，在众多气功功法中独具特色。习练六字诀时，意念应该自上而下地进行，根据六字诀中六个字的发音先后，意念应该先后放在两胁、胸部、腹部、胸部、腰部、整体的胸腹部(三焦)。在六字的读音和口型方面，"健身气功·六字诀"做了新的规范和探索，具有系统性。六字诀既是一个完整的整体，又各具独立性，相辅相成。

(二) 吐纳导引，内外兼修

六字诀功法在注重呼吸吐纳、吐气发声的同时，配合了科学合理的动作导引。在松静自然的状态下，习练者把体内浊气全都排出，把真气都纳入丹田，吸入天地之清气，引地阴上升以养血，吸天阳下降以养气，且在习练时要求保持身心统一，从而达到"内壮脏腑、外健筋骨"的养生康复作用，并使得人体气血充盈、经络畅通、健康无病。正如东晋著名养生家葛洪所说："明吐纳之道者，则为行气，足以延寿矣；知屈伸之法者，则为导引，可以难老矣。"

(三) 舒缓圆活,动静结合

六字诀功法动作舒展大方,缓慢柔和,圆转如意,如行云流水,婉转连绵,似人在气中、气在人中,表现出独特的宁静与阴柔之美,具有浓郁的气功特色。同时,要求吐气发声匀细柔长,动作导引舒缓圆活;通过姿势的调节、呼吸的配合以及意念的运用来调理人体五脏六腑的功能,疏通经络,调节人体气机,达到"气为元帅,手足为兵丁""气尽式成"的境地。加上开始和结束时的静立养气,动中有静、静中有动,动静结合,练养相兼,既炼气,又养气。

(四) 简单易学,安全有效

六字诀功法在"嘘、呵、呼、呬、吹、嘻"六字吐气发声的基础上,每个字诀都配以典型而简单的导引动作,加上启动气机的起势和导气归元的收势,连预备势在内共9个动作,简单易学,易记易练。同时,强调"以形导气""意随气行"。整套功法中既没有复杂的意念观想,也没有高难度、大幅度、超负荷的动作,不易出错。该功法安全可靠,适合老年人和体弱多病者练习。

二、六字诀功法的功效特点

(一) 扶正祛邪,吐故纳新

扶正祛邪是中医学治疗疾病的指导原则,中医学认为人体之所以会感染疾病是因为体内正气不足,邪气入侵,或者体内邪气胜于正气。所以,中医学认为治疗疾病就是要扶正祛邪,改变体内正邪的势力对比,扶助正气,祛除邪气。六字诀功法注重呼吸吐纳,每一呼吸吐出浊气(邪气、病气),吸入清气(天地之精气),吸入的天地之精气入肺,与血脉运至肺内的营气相合而为宗气,从而推动血脉运行周身,濡养脏腑百骸。宗气还可化为元气,以壮体魄。故《灵枢·邪客》云:"是故宗气积于胸中,出于喉咙,以贯心脉,而行呼吸焉。"患者通过习练六字诀功法,呼出浊气(病气),吸入清气(精气),可祛病强身。健康者通过习练六字诀功法,可强身健体、益寿延年。中医学认为,在人的生命活动过程中,体内的代谢产物和病理产物都在不断地产生;同时,周围环境中的有害气体、有毒物质也不断地侵入人体,给人体造成一定程度的伤害;虽然有时病态表现不甚显著,但日积月累必会造成疾病。肺是人体的主要排泄器官之一,所以经常习练六字诀,呼出浊气,吸入清气,吐故纳新,清理肺腑,可以保持身体健康。现代医学认为,通过习练六字诀,可呼出二氧化碳及代谢产物,吸进新鲜氧气,可增加血液中的含氧量和促进代谢产物的排出,提高人体的代谢功能和改善机体内环境,从而保持身体健康。由此可知,习练六字诀功法的吐纳法,是一种扶正祛邪、吐故纳新之良方。

(二)疏通经络,顺经领气

中医学理论认为,疾病的发展与正邪的盛衰变化密切相关。《素问·通评虚实论》记载:"邪气盛则实,精气夺则虚。"表明邪气入侵人体,若正气旺盛,能够奋起反抗,正邪抗争剧烈,就会表现为实证;若正气不足,脏腑功能减退,则表现为虚证。中医学强调以"补虚泻实"的原则来实现阴阳调和,即针对病证的虚实而运用补泻的治疗思想,即常说的"实则泻之、虚则补之"。

人体经络也有相对应的补泻手段,即在经络的运行过程中,"随而济之为补,迎而夺之为泻"。疏通经络,以意领气是六字诀功法的一个重要内容,它是按照中医补泻的原则,顺经络走向而运用的,即"随而济之",实为一种补法。通过这种练法,一可疏通经络,二可调畅气血、改善气机、培补正气。如嘘字功的以意领气行走路线是"起于足厥阴肝经之井穴大敦,沿腿内侧循肝经上行入肺脏而转入手太阴肺经,再循臂内侧上缘之肺经路线直达拇指端"。其他五个字同理,无一不体现出顺经而行和"随而济之为补"的原则。

(三) 补益气血,调畅气机

气血为人之根本,气血同源,且可相互化生。人的气血旺盛,则健康长寿;气血衰竭,则疾病丛生,甚至夭亡。故《景岳全书》云:"人之有生,全赖此气。"六字诀是以补益气血、调畅气机为主要内容的养生之法,这主要表现在以下几个方面:①六字诀注重呼吸吐纳,吸气时,吸入天地之精气入肺与营气合而为宗气,即吸天阳下降以养气。②六字诀注重引地阴之气循阴经上升,以盈血脉,即引地阴上升以养血。③六字诀注重调理脾胃,旺盛脾胃功能,脾胃为后天之本,气血化生之源。脾胃功能旺盛,则气血来源充足。④六字诀对五脏六腑进行全面调理,脏腑功能旺盛,则气血自然得到补益。如肺功能增强则宗气来源充足,肾功能增强则元气(真气)培固,肝功能增强则气血得以贮藏,心功能增强则气血有主,气机调畅。从上述可知六字诀对人体有补益气血、调畅气机的功效。

三、六字诀功法的文化传承特点

文化是一种社会现象,是人们长期创造形成的产物,同时又是一种历史现象,是社会历史的积淀物。中国传统功法是中华民族悠久文化的组成部分,六字诀是中国传统健身养生术之一,是以中医学的基本理论为指导,融合了中医、儒、释、道的文化特质,以形体活动、呼吸吐纳、心理调节相结合为要素的中国传统功法。六字诀作为中国传统功法之一,承载了中国历史悠久的中医养生文化底蕴,是中国传统文化遗产的重要组成部分。在当今世界众多的体育项目中,它是一项富有哲理、保健养生目的明确、锻炼与医道相结合的运动。

六字诀的发展，与儒、释、道三家关系密切。儒家重视养气，孟子云："吾善养吾浩然之气。""其为气也至大至刚。"气血相依，有气便有血，孟子已认识到并且做到。孔子的弟子子夏说："食气者，神明而寿。"董仲舒讲："养生之大者，乃在爱气。"可见，儒家非常重视研究气对人体的作用。

在六字诀的发展史上，道家思想的代表人物老子，以及道教代表人物葛洪、陶弘景等人做出了很大贡献，他们的养生思想也渗透到六字诀的发展当中。道家养生理论认为，在未病之前通过锻炼培补正气，扶正自会祛邪。道教养生非常重视练气，它是以动静结合并加以养护元气为主的养生方法。道教认为生命的源泉在于元气，人要获得长寿必须养气。养气重要的是行气，行气亦称炼气、食气、服气，是道教早期修炼方术之一。行气通常是以呼吸吐纳为主，而又辅以导引、按摩的养生内修方法。道教的行气是修炼气功的基本要领，同时又可用于治疗疾病。用于养生行气的六字诀便是最好的例证，六字诀即是采用"嘘、呵、呼、呬、吹、嘻"行气的方法来治疗疾病。六字诀是道教养生集大成的具体运用。

六字诀的发展与佛教也有很大的关系。在隋代时期，天台宗高僧智颛将六字诀引入佛门，让僧人在修行时习练六字诀。他说："但观心想，用六种气治病者，即是观能治病。何等六种气，一吹、二呼、三嘻、四呵、五嘘、六呬。此六种息皆于唇口之中，想心方便，转侧而坐，绵微而用。"这是六字诀最早应用于佛教的例子。将六字诀用于僧人修行，修行者可快速达到入静的状态，静极生动，畅通全身经络。

此外，六字诀的发展过程和文化形态还表现在：①中国古典哲学是六字诀功法的思想源泉。我国传统哲学中的朴素唯物主义认为，"道"和"气"是世界的本源，并以"气"的凝聚解释生命的形成，"气聚则生，气散则死"，认为气在身体中的体现是维持生命的根本。六字诀中通过吐故纳新,更换身体内的气体,从而维持生命中的养分。因此,"气"被视为六字诀气功的理论基点。②天人合一的观点。"天人合一"是指人与自然、人与社会以及自我身心达到的协调统一状态。六字诀功法要求练习时做到松静自然,不受外界因素的干扰,使自己沉浸在大自然当中。同时,还应遵循顺时养生的原则,根据四季气候的变化,选择适合的功法。③"知行合一"是六字诀的认识基础,是其不断升华的动力。在练功过程中,要不断认识和总结,提高觉悟能力,把"知行合一"体现到习练中去。④"动静结合"的方法论构成了六字诀气功的基本原则。外静内动,动静结合。六字诀的运动量和运动幅度虽然不是很大,但练习时身体内的气血在不停地运动,这就构成了动静结合的状态。通过研究六字诀,可以让更多的人了解它所体现的传统文化因素,从而更好地发扬中国的气功文化,使气功文化发扬光大。

第三节　六字诀现代研究述评

一、六字诀临床研究现状

(一)六字诀功法对神经系统疾病的临床干预和治疗

六字诀功法是以呼吸吐纳为特征的养生功法,而机体的呼吸功能则同时受自主神经及中枢神经系统的调节。雷斌等对健康受试者进行为期 6 个月、每天约 1 小时的"健身气功·六字诀"的功法训练。结果显示,习练"健身气功·六字诀"不仅使受试者的主观疲劳度有所下降,而且对受试者呼吸功能和意念进行了深层调节,同时使受试者呼吸更加均匀、顺畅,而心率的变化则呈现"锯齿状"的小范围波动[11]。曹丽凤等为了探讨"健身气功·六字诀"对自主神经调节的促进作用,对招募的健康受试者进行了为期 6 周的"健身气功·六字诀"训练。结果显示,习练"健身气功·六字诀"对站立位、坐位和平仰卧位的心率变异性均有影响,可使自然呼吸状态下交感神经的紧张性降低,同时迷走神经的紧张性有所升高[12]。

尤杏雪研究了"健身气功·六字诀"对老年人生存质量的影响,随机将 62 名健康老年人分入试验组("健身气功·六字诀"和常规健康指导)与对照组(常规健康指导)进行了为期 3 个月的干预。结果显示,试验组老年人在生理与心理健康方面均高于对照组老年人,特别是在总体健康、生命活力、情感角色、精神健康四个方面均显示出显著差异($P<0.01$)。试验组与对照组生存质量总均值分别为 88.0 和 76.5,显示出显著差异($P<0.01$),说明"健身气功·六字诀"非常有利于促进老年人的身心健康,能全面提高老年人的生存质量,可以成为中老年人很好的一种养生保健手段[13]。另外,该研究特别观察了"健身气功·六字诀"对一些老年病的防治效果,发现六字诀对失眠症的疗效非常显著;对有睡眠问题人群试验前后生存质量的 8 个方面进行研究,结果发现:尤其表现在身体疼痛、生理功能、精神健康、情感职能方面效果明显,试验前后生存质量总均值分别为 72.0 和 88.8,差异显著($P<0.05$),说明"健身气功·六字诀"对失眠症患者具有非常好的疗效。崔翔等从 560 名在校学生中抽取 60 名匹兹堡睡眠质量指数(Pittsburgh sleep quality index,PSQI)高于 8 的学生,将其随机分为六字诀功法组和对照组,每组各 30 人,功法组进行 8 周功法锻炼,比较 PSQI 各指标的变化并观察疗效,对照组则不进行任何体育锻炼。结果显示,习练六字诀明显改善了睡眠效率($P<0.01$),而睡眠质量与入睡时间也有显著

改善($P<0.05$)[14]。

以上研究提示，"健身气功·六字诀"锻炼可以提高患者生存质量，改善神经系统功能，对失眠症效果显著，尤其适合中老年人及久病体弱者练习。

（二）六字诀功法对呼吸系统疾病的临床干预和治疗

王振伟等随机将 63 例慢性阻塞性肺疾病（chronic obstructive pulmonary disease，COPD）稳定期患者分为中医康复组（31 例）与对照组（32 例），对照组予以常规治疗，中医康复组在常规治疗基础上进行六字诀康复训练。结果显示，中医康复组圣乔治呼吸问卷（St. George's respiratory questionnaire，SGRQ）中症状评分、活动评分及总分均低于对照组（$P<0.05$）；中医康复组的咳嗽、咳痰、气促等症状评分低于对照组（$P<0.05$）[15]。与此类似，陈锦绣等随机将 42 例 COPD 稳定期患者分为肺康复组（六字诀呼吸法训练和常规健康指导）与对照组（常规健康指导），结果显示肺康复组第 1 秒用力呼气量（forced expirctory volume in first second，FEV_1）、第 1 秒用力呼气量百分率（$FEV_1\%$）、第 1 秒用力呼气量占用力肺活量百分率（$FEV_1/FVC\%$）均显著高于对照组（$P<0.05$），而呼吸困难症状级别显著低于对照组（$P<0.05$）[16]。费宏程等对 62 名大学生进行为期 4 个月的"健身气功·六字诀"的试验研究：将习练六字诀前后测得与心肺功能相关的数据（心率、血压、肺活量、时间肺活量、肺活量/体重指数）进行数理统计分析，发现"健身气功·六字诀"对提高大学生的心肺功能有很好的效果，尤其是对呼吸功能有很好的锻炼价值[17]。以上研究提示，六字诀可延缓稳定期患者肺功能的进行性下降趋势，改善呼吸困难症状。

（三）六字诀功法对运动系统疾病的临床干预和治疗

张斌等对 100 例大学生进行了为期 16 周的"健身气功·六

字诀"干预的前后对照研究,比较大学生练习六字诀前后身体形态、功能和素质等相关指标的变化。其结果显示:肺活量增大,心率减缓,有氧耐力、运动素质、柔韧性和平衡性提高,且四肢肌力有明显提高[18]。陈锦秀等将招募的 60 例稳定期 COPD 患者进行随机分组:试验组在常规健康教育的基础上进行六字诀呼吸操训练,对照组在常规健康教育的基础上进行全身呼吸操的训练。结果显示,试验组患者的 FEV_1 较干预前显著提高($P <$ 0.01),两组患者的 6 分钟步行距离(6 - minute walk distance, 6MWD)较干预前均显著延长,且与对照组相比,试验组患者的 6MWD 延长幅度大,两者间的差异有显著性意义($P < 0.05$)[19]。以上研究提示,六字诀功法能改善身体形态,提高身体素质、运动耐力,改善生活质量;且相较于全身呼吸操训练,六字诀在改善运动耐力以及呼吸困难症状方面更具有优势。

(四) 六字诀功法对心血管系统疾病的临床干预和治疗

郑亮等研究了"健身气功·六字诀"对慢性心力衰竭患者心功能的影响,随机将 28 例心功能分级 Ⅱ~Ⅲ 级的慢性心力衰竭患者分为六字诀组(9 例)、步行组(8 例)、对照组(7 例)。3 组均接受慢性心力衰竭的基础治疗,六字诀组每天练习 30~40 min,步行组每天步行 30~40 min。治疗 3 个月后 3 组患者的神经末端脑钠肽前体(N - terminal pro - brain natriuretic peptide, NT - proBNP)、左室射血分数(left ventricular ejection fraction, LVEF)、6MWD、明尼苏达心力衰竭生活质量问卷(Minnesota heart failure quality of life questionnaire, MLHFQ)评分等指标均明显改善,差异有统计学意义($P < 0.05$);与步行组、对照组相比,六字诀组在 6MWD、MLHFQ 评分方面有明显优势,差异有统计学意义($P < 0.05$)[20]。朱震为了探讨"健身气功·六字诀"早期干预对慢性肺源性心脏病患者心功能的影响,将 66 例慢性肺源性心脏

病患者随机分为六字诀组（20 例）、步行组（22 例）、对照组（24 例），3 组均连续治疗 3 个月。发现干预后六字诀组心脏功能明显优于步行组、对照组，且 6MWD 结果也优于两组（$P <$ 0.05）[21]。以上研究提示，习练六字诀功法可以明显改善心功能不全患者心脏耐力和生活质量，且具有起效快、效果优的特点。

（五）其他临床应用

六字诀功法在其他诸多疾病中也均有应用，并可起到良好的辅助治疗及康复作用。在妇科疾病中，习练六字诀能够改善妇女月经不调，并使患者平心静气，调畅气机，舒畅情志，具有改善生理和心理的作用[22]。在内分泌系统疾病中，习练六字诀可以提高绝经期妇女雌激素水平，提高患者生活质量[23]；在眼科疾病中，习练六字诀可以改善原发性开角型青光眼和原发性闭角型青光眼患者的视功能，提高患者生活质量[24]。

二、六字诀机制研究现状

（一）从中医学角度探讨六字诀对机体功能的影响

六字诀是一种以呼吸吐纳为主要手段的传统健身功法，通过特定的读音口型来调整与控制体内气息的升降出入，形成分别与人体脏腑相应的六种吐气发声功法。清代江慎修所著《河洛精蕴》中记载："人之言出于喉，掉于舌，触击于牙、齿、唇，以应五行[25]。喉音为土，舌音为火，牙音为木，齿音为金，唇音为水。"国家体育总局健身气功管理中心对六字诀的发音研究指出：呼（hū）字为喉音，属土，对应脾；呵（hē）为舌音，属火，对应心；嘘（xū）、嘻（xī）为牙音，属木，对应肝、胆（三焦）；吹（chuī）为唇音，属水，对应肾；呬（sī）为齿音，属金，对应肺。这是六字诀调整人体脏腑功能的中医理论基础。习练六字诀过程中由于六种不同的音调，会使机体产生六种不同的腹压。而通过轻柔的动作进行循经导引,使气血顺沿各个脏腑所属之经络运行,从而调节全身各脏腑的功能。例如六字诀中的"呬"字音,主肺,孙思邈概括"呬"字音的功能为"秋呬定收金肺润",故言坚持习练六字诀能够显著提高机体肺脏之功能[26]。沈晓东通过整理文献,认为六字诀于临床多作为一种泻法使用,其中嘘字诀具有散滞消痞、疏泄肝经虚热之功效,临床适用于肝热之证、肺气壅滞证等。呵字诀能够下气消愁、静心和神、清窍止痛、去烦清心,临床适应于心热之证、头痛咽痛之证、五脏壅气证等。呼字诀可以生热疗冷、消食通滞、通经散结,临床可适应于脾积之证、痰热之证、体冷之证、痹证、结证等。呬字诀可以解极通室、开胸宣肺等,临床适应于肺热咳喘之证、上气咳嗽之证、皮肤疮疡证以及胸背疼痛证、劳倦证等。吹字诀具有祛风散寒、散积通滞等功效,临床适应于肾虚证腰痛膝冷脚重、耳鸣口疮与面黑咽肿之虚热证等。嘻字诀具有除烦祛风、除冷止汗、去热清胆、调和三焦等功效,适用风证、汗证、胆热之证以及三焦壅塞病证等[27]。

另有文献认为,六字诀的形成是源于仿生的思想,并通过实践与中医理论相结合[28]。六字诀的练习配合动作导引,可达到内调脏腑、外练筋骨的综合康复作用。研究表明,通过特定的姿势站、卧、呼吸与意念相配合,可使形体松适,呼吸调和,可以达到复元固本、协调形神的功能[29]。佛教天台宗创始人智顗(yǐ)所著的《童蒙止观》对气功理论的发展影响很大,其概述的调五和——调饮食、调睡眠、调息、调身、调心,是指导健身气功习练三要素——调心、调息、调身的理论来源。故"健身气功·六字诀"体现了中医五行思想,同时融合了整体观,是调心、调息、调身的一种健身气功[3]。

综上,六字诀功法有其显著的特征:①人体在进行呼吸训练时必须配合机体的上肢和下肢完成有氧运动,并以六字为诀,利用人体的意念对呼吸方式进行有目的的控制，使其加强呼吸吐纳，即常说的"一导一引，形气合一"；②在治疗过程中需要将呼吸调控的能力通过训练的方法，将呼吸方式通过机体意识进行强化，并逐渐过渡到"微微用意"的状态，且最终再回归到"自然意识"的状态，这种呼吸方式充分反映出古人"道法自然"的哲学理念，并显示出先人的超前思想[30]。由此可见，六字诀其功法原理与人体的生理学原理如出一辙，并可经过长期训练而达到增强脏腑功能的作用。

（二）从现代医学的角度探讨六字诀对机体功能的影响

柴剑宇等利用语音识别系统研究六字诀呼吸法发音的音图特点，结果显示不同发音法产生的频率和能量不同，且六字发音在能量分布区域和共振峰频率变化方面均有一定的规律：脏腑位置越靠下，其越靠近高频部分的能量，而对应的共振峰频率也相应升高。这可能是不同发音能治疗不同脏腑疾病的生物及物理学基础。而在六字吐纳法方面，马礼堂在"养气功六字诀"中指出："脏腑的内部运行和经络的运行受人体内外不同作用力的影响，而呼气时用不同的口型可以使唇、舌、齿、喉产生不同的形状和位置，从而造成胸腔、腹腔不同的内在压力，影响不同脏腑的气血运行，从而取得治病健身的效果。"[31]

六字诀在呼吸系统相关疾病的应用研究中，有学者认为，习练六字诀可以加强肺部的呼吸功能，锻炼和提高人体全身功能状态；深慢调息法和逆腹式呼吸可以锻炼呼吸肌的功能；配合肢体的导引动作可以锻炼全身肌肉的功能，尤其是上下肢骨骼肌的功能，并能够有效降低气道阻力，提高呼吸肌肌力[32]。刘磊发现，当习练六字诀中的"嘘"字诀时，可增大呼气时机体的气道及胸外阻力，并能降低胸内压力对气道的挤压，避免小气道的塌陷以及细支气管的闭合过早，减少肺内残气量，从而减轻气流受限[33]。另外有研究认为,逆腹式呼吸能增加腹肌运动的深度,提高吸取氧气和呼出废气的功能,其除具有"腹式呼吸"的功能外,还能动员胸肌、肋间肌和横膈,加强胸腹部肌肉运动,达到加深呼吸深度,提高肺的气体交换效率,从而提高肺的通气量和气体交换水平,最终达到提高机体肺功能的作用[34]。以上从现代医学角度解释了六字诀作为一种呼吸导引法用于治疗疾病的理论依据。

三、小结与展望

六字诀是一套健康、科学、正规的气功健身功法,并且被广泛运用于呼吸系统、心血管系统、内分泌系统、运动系统、神经系统等疾病中。研究人员在临床试验中发现:习练六字诀可对肺活量、血糖、血脂等各项指标有明显改善。然而,有关六字诀的研究也存在一定的不足。首先,六字诀临床试验多局限于以呼吸系统疾病为主的非传染性慢性疾病中,对其他专科性疾病的临床探讨缺乏足够的试验数据;其次,大部分的研究纳入样本量较少,同一疾病所纳入研究对象在年龄、性别、职业、病史等方面也各不相同,临床疗效上也缺乏统一、完善的客观标准;最后,现阶段的研究主要集中于临床,对于功法的机制研究仍相对缺乏。因此,六字诀的临床应用研究还需进一步完善。

第四节　六字诀古籍版本搜剔

1. 南北朝梁·陶弘景《养性延命录·服气疗病篇第四》

内(纳)气有一,吐气有六。内(纳)气一者,谓吸也;吐气六者,谓吹、呼、唏、呵、嘘、呬,皆出气也。凡人之息,一呼一吸,元有此数。欲为长息吐气之法,时寒可吹,时温可呼,委曲治病,吹以去风,呼以去热,唏以去烦,呵以下气,嘘以散滞,呬以解极。

心藏病者,体有冷热,吹呼二气出之;肺藏病者,胸膈胀满,嘘气出之;脾藏病者,体上游风习习,身痒痛闷,唏气出之。肝藏病者,眼疼,愁忧不乐,呵气出之。已上十二种调气法,但常以鼻引气,口中吐气,当令气声逐字吹、呼、嘘、呵、唏、呬吐之。若患者依此法,皆须恭敬,用心为之,无有不差,此即愈病长生要旨也。

按语 陶弘景(456—536 年),字通明,南朝梁时丹阳秣陵(今江苏南京)人,号华阳隐居(自号华阳隐居)。著名的医药家、炼丹家、文学家。《养性延命录》是目前能见到的最早记载六字诀雏形的著作。六字气法见于《养性延命录》的记载,突出显示其应用重点在于临床治疗,也因治疗疾病而可发挥养生的作用。

2. 隋唐·孙思邈《备急千金要方》

若患心冷病,气即呼出;若热病,气即吹出;若肺病,即嘘出;若肝病,即呵出;若脾病,即唏出;若肾病,即呬出。夜半后,八十一;鸡鸣,七十二;平旦,六十三;日出,五十四;辰时,四十五;巳时,三十六;欲作此法,先左右导引三百六十遍。

冷病者,用大呼三十遍,细呼十遍。呼法,鼻中引气入,口中吐气出,当令声相逐呼字而吐之。热病者,用大吹五十遍,细吹十遍。吹如吹物之吹,当使字气声似字。肺病者,用大嘘三十遍,细嘘十遍。肝病者,用大呵三十遍,细呵十遍。脾病者,用大唏三十遍,细唏十遍。肾病者,用大呬五十遍,细呬三十遍。

按语 孙思邈(581—682 年,存在争议),京兆华原(今陕西省铜川市耀州区)人,唐代医药学家、道士,被后人尊称为"药王"。孙思邈《备急千金药方》在前书"心吹与呼、肺嘘、脾唏、肝呵"四脏与六字气相配的基础上,增加了"肾呬"。并主张在六字气法进行前,先做导引,促进了六字气法与导引术的结合,从而形成许多新功种。

3. 隋·智颢(yǐ)《童蒙止观·治病第九》

有师言:但观心想,用六种气治病者,即是观能治病。何等六种气? 一吹、二呼、三嘻、四呵、五嘘、六呬。此六种息,皆于唇口之中,想心方便,转侧而坐,绵微而用。颂曰:

心配属呵肾属吹,脾呼肺呬圣皆知。

肝藏热来嘘字治,三焦壅处但言嘻。

按语 智颢(538—597 年),中国佛教天台宗四祖,隋代荆州华容(今湖北公安县)人,祖籍颍川(河南禹州)。世称智者大师、天台大师。其所著的《童蒙止观》概述的调五和——调饮食、调睡眠、调息、调身、调心,对气功理论的发展影响很大。智颢首次用口诀形式记载六字诀,口诀的出现使得六字诀更加便于记忆和理解,提高了习练效率,推动了功法的发展。

4. 隋·巢元方《诸病源候论》

《诸病源候论·肝病候》曰:"肝脏病者,愁忧不乐,悲思嗔怒,头眩眼痛,呵气出而愈。"

《诸病源候论·心病候》曰:"心脏病者,体有冷热,若冷,呼气出,若热,吹气出。"

《诸病源候论·脾病候》曰:"脾脏病者,体上游风习习,痛身体痒,烦闷疼痛,用嘻气出。"

《诸病源候论·肺病候》曰:"肺脏病者,体、胸、背痛满,四肢烦闷,用嘘气出。"

《诸病源候论·肾病候》曰:"肾脏病者,咽喉窒塞,腹满耳聋,用呬气出。"

按语 巢元方,隋代医家。大业中(605—616 年)任太医博士、太医令。大业六年(公元 610 年),奉诏主持编撰《诸病源候论》五十卷,分 67 门,1 720 论,是中国第一部专论疾病病因和证候的专书,书中多处记载了吐纳导引法,用于治疗疾病。

5. 唐·胡愔《黄庭内景五脏六腑补泻图》

肺脏图:"肺之有疾,当用呬。呬者,肺之气也……能抽肺之疾,所以人之有怨气填塞胸臆者,则长呬而泻之,盖自然之理也。""以鼻微长引气,以口呬之,勿令耳闻。皆先调气令和,然后呬之。肺有病,用大呬三十遍,细呬十遍,去劳热上气,咳嗽,皮肤疮疡,四肢劳烦,鼻塞,胸背疼痛。依法呬疾,差止。过度则损。"

心脏图:"心之有疾,当用呵,呵者,心之气……呵能静其心,和其神。所以人之昏乱者多呵,盖天然之气也。故心病当用呵泻之也。""以鼻微长引气,以口呵之,皆调气如上,勿令自耳闻之,然后呵之。心有病用大呵三十遍,细呵十遍,去心家劳热、一切烦闷。疾差,止,过度则损。"

肝脏图:"肝之有疾当用嘘。嘘者肝之气……能除毁痛,皆自然之理也。""肝病用大嘘三十遍,细嘘十遍,自然去肝家虚热,亦除四肢壮热、眼暗、一切烦热等。数数嘘之,绵绵相次不绝为妙。病差,止。过度则损。"

脾脏图:"脾之有疾,当用呼,呼者,脾之气……能抽脾之疾,故人中热者,则呼以驱其弊也。""脾病,用大呼三十遍,细呼十遍,能去脾家一切冷气,发热霍乱,宿食不消,偏风麻痹,腹内结块,数数呼之,相次勿绝,疾退则止,过度则损。"

肾脏图:"肾之有疾,当用吹,吹者,肾之气……能抽肾之疾,故人有积气冲臆者,则强吹也,肾气沉滞,重吹则渐通也。""肾病用大吹三十遍,细吹十遍,能去肾家一切冷腰疼、膝冷、腰脚沉重,久立不得,阳道衰弱。耳中虫鸣,及口中有疮,是肾家诸疾,诸烦热悉皆去之。数数吹之,相次勿绝,疾差则止,过度则损。"

胆腑图:"治胆用嘻,嘻为补,吸为泻。""以鼻渐长引气,以口嘻之,去胆家病,并阴脏除一切冷,阴汗,盗汗,面无颜色,小肠胀满,口下冷痛,口干舌涩,数嘻之,疾乃愈。"

按语 胡愔,号见素子,又称见素女或见素女子,浙江东阳人(或曾隐居于浙江东阳太白山)。乃晚唐一代著名女道医,著有《黄庭内景五脏六腑补泻图》一卷行世。书中脏腑补泻法以六字气法为主体。她推翻了《养性延命录》所述六字气与五脏的配合方式,改逐字发声吐气法为按六字语音口型吐气而不发声的方法,改肺嘘为肺呬,改心呼为心呵,改肝呵为肝嘘,改脾唏为脾呼,改肾呬为肾吹,另立胆嘻。胡愔所建立的六字气法新体系,为后世所普遍遵循,已基本定型。她的革新,乃基于"自然之理"。胡愔的六字气法新体系,虽没有直接与导引术结合,但她另有五脏导引以配合六字气的治疗。

6. 宋·曾慥《道枢·众妙篇》

子时趺坐,定息,鼻引腹满,呵三,呼十二,咽津三。

卯时东向,呼十二,呬七,嘻十二。

午时南向,呬七,吹五,嘻十二,咽津三。

酉时西向,嘘九,呵三,嘻十二,咽津三。

进行六字气时的导引动作:嘘:二手握固(握拳也),张目上视,而后嘘。呬:二手抱膝,仰面,而后呬。呵:交手抱脑后,仰面,而后呵。吹:仰卧握固,而后吹。嘻:仰面平坐,而后嘻。

肺应气轮。气轮病,或如云飞翳日,俄复明,与大府风热而秘者,呬。脾应肉轮。肉轮病,则肋肿痛与唇焦,呼。喉肿,嘻。肾应水轮,水轮病,视一物为二,睹太阳如隔水,与脐之下冷,吹。

心应血轮。血轮病，胬肉侵睛，与夫膈之热者，呵。肝应风轮。风轮病，望风泪出，视则雾烟生者，嘘。

按语 曾慥(? —1155 年)为南宋初道教学者，字端伯，号至游子，晋江(今福建泉州)人，北宋大臣曾公亮裔孙，曾官至尚书郎、直宝文阁，晚年隐居银峰，潜心修道，主张"学道以清净为宗，内观为本"。曾慥在其所撰《道枢》的《众妙篇》中详细地论述了在养生保健方面的六字气锻炼方法，并把六字气与导引动作直接结合起来。治疗上，曾慥对胡愔所建立的六字气法新体系做了重要的补充：与五轮八廓学说相结合，扩充了六字气法在眼科上的应用。

7. 宋·邹朴庵《太上玉轴六字气诀》

凡天地之气，自子至巳，为六阳时；自午至亥，为六阴时。如阳时则对东方，勿尽闭窗户，然忌风入。乃解带正坐，叩齿三十六以定神；先搅口中浊津，漱炼二三百下，候口中水成清水，即低头向左而咽之，以意送下；候汩汩至腹间，即低头开口，先念呵字，以吐心中毒气，念时耳不得闻呵字声，闻即气粗，乃损心气也；念毕，仰头闭口，以鼻徐徐吸天地之清气，以补心气，吸时耳亦不得闻吸声，闻即气粗，亦损心气也。但呵时令短，吸时令长，即吐少纳多。吸讫，即低头念呵字……呵讫，又仰头以鼻徐徐吸清气，以补心气……如此吸者六次，即心之毒气渐散，又以天地之清气补之，心之元气亦渐复矣。再又依此式念呼字，耳亦不得闻呼声，又吸以补脾耳，亦不可闻吸声，如此呼者六，所以散脾毒而补脾元也。次又念呬字，以泻肺毒，以吸而补肺元，亦须六次。次嘘字以泻肝毒，以吸而补肝元。嘻以泻胆毒，吸以补胆元。吹以泻肾毒，吸以补肾元。如此者并各六次，是谓小周。小周者，六六三十六也。三十六而六气遍，脏腑之毒气渐消，病根渐除，神气渐完矣。

按语 宋代邹朴庵据《道藏·玉轴经》有关六字气法的记载,结合其师所授,写成《太上玉轴六字气诀》,论述六字气法颇详,兼及养生与治疗。文中所述六字气法,在基本点上与《黄庭内景五脏六腑补泻图》完全一致,如心呵、脾呼、肝嘘、胆嘻、肾吹,及吐气不发声等,但方法上有所发展。它结合定神、叩齿、漱津、存想及坐式行功,把六字气法引向静功的发展方向。

8. 明·龚廷贤《寿世保元》

不炼金丹,且吞玉液,呼出脏腑之毒,吸入天地之清。

五脏六腑之气,因五味熏灼不知,又六欲七情,积久生病,内伤脏腑,外攻九窍,以致百骸受病,轻则痼癖,甚则盲废,又重则丧亡。故太上悯之,以六字气诀治五脏六腑之病。其法以呼字而自泻去脏腑之毒气,以吸气而自采天地之清气补气。当日小验,旬日大验,年后百病不生,延年益寿。卫生之宝,非人勿传。呼有六,曰:嘘、呵、呼、呬、吹、嘻也,吸则一而已。呼有六者,以呵字治心气,以呼字治脾气,以呬字治肺气,以嘘字治肝气,以吹字治肾气,以嘻字治胆气。此六字诀,分主五脏六腑也。

9. 明·冷谦《修龄要旨》

延年六字诀

> 肝若嘘时目瞪睛,肺知呬气手双擎。
> 心呵顶上连叉手,肾吹抱取膝头平。
> 脾病呼时须撮口,三焦客热卧嘻宁。

吹肾气诀

> 肾为水病主生门,有疾尪羸气色昏。
> 眉蹙耳鸣兼黑瘦,吹之邪妄立逃奔。

呵心气诀

> 心源烦躁急须呵,此法通神更莫过。

喉内口疮并热痛,用之目下便安和。

嘘肝气诀

肝主龙涂位号心,病来还觉好酸辛。

眼中赤色兼多泪,嘘之立去病如神。

呬肺气诀

呬呬数多作生涎,胸膈烦满上焦痰。

若有肺病急须呬,用之目下自安然。

呼脾气诀

脾宫属土号太仓,痰病行之胜药方。

泻痢肠鸣并吐水,急调呼字免成殃。

嘻三焦诀

三焦有病急须嘻,古圣留言最上医。

若或通行土壅塞,不因此法又何知。

四季却病歌

春嘘明目木扶肝,夏至呵心火自闲。

秋呬定收金肺润,肾吹惟要坎中安。

三焦嘻却除烦热,四季长呼脾化餐。

切忌出声闻口耳,其功尤胜保神丹。

按语 龚廷贤(1522—1619 年),字子才,号云林山人,又号悟真子,江西金溪人。冷谦,字启敬,武林(浙江杭州)人,明初官吏。擅养生术,提倡四时调摄及导引吐纳等养生诸法。明代医家对六字诀的治病机制做出进一步探讨,上述是六字诀中基本定型的一种,与《黄庭内景五脏六腑补泻图》相比,基本精神未变,但主治病症则较为充实与规整,并有简易的导引动作相配合。

10. 明·傅仁宇《审视瑶函》

动功六字延寿诀

春嘘明目本持肝,夏至呵心火自闲,

秋呬定知金肺润,冬吹惟要坎中安,

三焦嘻却除烦热,四季长呼脾化餐。

切忌出声闻口耳,其功尤甚保神丹。

心呵顶上连叉手

举手则呵,反手则吸。呵则通于心,去心家一切热气,或上攻眼目,或面色红,舌上疮,或口疮,故心为一身五官之主,发号施令,能使五官,故上古恬淡虚无,真气从之,精神内守,病安从来,良以志闲而少欲,心安而不惧,形劳而不倦也,秋冬时当暖其涌泉,不伤于心君,《素书》云,足寒伤心是也,澄其心则神自清,火自降,是火降由于神之清也,心通舌,为舌之官,舌乃心之苗,为神之舍,又为血之海,故血少则心神恍惚,梦寐不宁也,冬面红受克,故盐多伤心血,冬七十二日,省盐增苦,以养其心也。

肝若嘘时目睁睛

嘘则通肝,去肝家一切热聚之气,故胆生于肝,而胆气不清,因肝之积热,故上攻眼目,大嘘三十嘘,一补一泻,则眼增光,不生眼眵,故目通肝,肝乃魂之宅,夜睡眼闭,则魂归宅,肝为目之官,秋面青受克,辛多伤肝,秋七十二日,省辛增酸,以养肝气。

肾吹抱取膝头平

吹则通肾,去肾中一切虚热之气,或目昏耳聋,补泻得宜,则肾气自调矣,故肾通耳,为耳之官,耳听走精,不可听于淫声,大吹三十吹,热擦肾堂,四季十八日,面黑受克,甘多伤肾,故季月各十八日,省甘增盐,以养肾气。

肺知呬气手双擎

呬则通肺,去肺家一切所积之气,或感风寒咳嗽,或鼻流涕,或鼻热生疮,大呬几呬,一补一泻,则肺气自然升降,肺为心之华盖,最好清,故肺清则不生疾也,肺通鼻,为鼻之官,肺为魄之舍也,夏面白则受克,苦属火,肺属金,夏七十二日,省苦增辛,以养肺气。

脾病呼时须撮口

呼则通脾,去脾家一切浊气,故口臭四肢生疮,或面黄脾家有积,或食冷物,积聚不能化,故脾为仓廪之官,又为血之用,故饮食不调,则不生血,四肢不动则脾困,故夜则少食,睡时脾不动,以致宿食,则病生矣,脾四季之官,为意之宅,故意不可以妄动,动则浩然之气不能清也,春面黄则受克,春七十二日,省酸增甘,以养脾气。

三焦客热卧嘻宁

嘻则通胆,去胆中一切客热之气,故卧时常嘻,能去一身之客热,补泻得当,胆气自清,目不生眵,胆怕热,四时饮食,热者少食,上膈无积,使胆气清也。

按语 傅仁宇,字允科,明代秣陵(江苏南京)人,约生活在明万历至崇祯年间。行医30余年,擅长眼科,《审视瑶函》为其综合前代各家名著,并结合自己眼科临证经验编纂而成。此文为《审视瑶函》所记载的一种针对眼科疾病、动静结合的六字诀功法,共六句,出自明代冷谦的《修龄要旨·延年六字诀》,《审视瑶函》分别将六句话的做法及功效做了说明,但顺序及个别用字有所不同。

11. 清·尤乘《寿世青编》

以六字气诀治五脏六腑之病。其法行时,宜静室中,暖帐厚褥,盘足趺坐。将前动功略行一次。初学静功,恐血脉不利,故先行动功,后及静功。若七日后,不必行动功。行动功毕,即闭固耳目、口齿,存想吾身。要身如冰壶,心如秋月。良久,待其呼吸和,血脉定,然后口中微放浊气一二口,然后照前节令行之。

假如春月,须低声念嘘字。不可令耳闻,闻即气粗,粗恐气泄耳。放嘘字气尽,即以鼻收清气,入于本经,仍及丹田。一收一放,各二十四,或三十六。余仿此。乃时令运行之常道也。假如秋月,患目疾,应乎肝,当行嘘字,如春患虚黄,当行呼字,此乃权变病应之法。

凡修此道,须择子日子时起首,二十七日为期。如耳聋、虚劳、臌膈之症,顿然自愈,行之既久,腹中自闻碌碌有声,内视自有一种景象,百病除而精神充矣。

按语 尤乘,字生洲;号无求子,清江苏吴县人。早年习儒,弱冠时拜李中梓为师学医,后遍访良师,得针灸之传。《寿世青编》成书于清康熙六年(1667年),书中载有"静功六字却病法"。其基本方法出自《玉轴经》,但在静功方法上有不少发展,上述静功六字诀,虽也兼动功,但系用作静功前"调和血脉之用",与动功六字诀同时进行导引动作自是不同。从所述方法中可以知道,此种六字诀,在进行之前先有充分的入静的诱导,然后在入静的状态中行六字气法。

参考文献

[1] 赵向丽.六字诀发展演变研究[D].福州:福建师范大学,2012.

[2] (南北朝)陶弘景,(元)丘处机.养性延命录·摄生消息伦[M].北京:中华书局,2011.

[3] (隋)智顗著;李安校释.童蒙止观校释[M].北京:中华书局,1988:82.

[4] (隋)巢元方撰;黄作阵点校.诸病源候论[M].沈阳:辽宁科学技术出版社,1997.

[5] (唐)孙思邈撰;鲁兆麟主校.备急千金要方[M].沈阳:辽宁科学技术出版社,1997.

[6] (唐)胡愔撰.黄庭内景五脏六腑补泻图[M].北京:中国中医药出版社,2016.

[7] (明)周履靖编集.赤凤髓[M].上海:上海古籍出版社,1989.

[8] (明)高濂著,赵立勋,等校注.遵生八笺校注[M].北京:人民卫生出

版社,1994.

[9] 马礼堂.正宗马礼堂养气功[M].北京:人民体育出版社,1993.

[10] 国家体育总局健身气功管理中心.健身气功·六字诀[M].北京:人民体育出版社,2003.

[11] 雷斌,石爱桥,吕吉勇.健身气功·六字诀锻炼对心率的影响研究[J].哈尔滨体育学院学报,2008,26(06):183-185.

[12] 曹丽凤,赵敬国.6周六字诀锻炼对不同体位姿势状态下心率变异性的影响[J].生物医学工程研究,2010(03):24-27.

[13] 尤杏雪.健身气功·六字诀对老年人生存质量影响因素的研究[D].北京:首都体育学院,2009.

[14] 崔翔,柏祖刚.健身气功·六字诀锻炼对大学生睡眠质量改善的实验研究[J].光明中医,2014(5):953-954.

[15] 王振伟,杨佩兰,汤杰,等.六字诀对慢性阻塞性肺疾病患者生活质量及中医证候的影响[J].上海中医药杂志,2010,44(05):54-56,59.

[16] 陈锦秀,张文霞,郑国华,等.六字诀呼吸法在COPD稳定期患者肺康复中的应用[J].福建中医学院学报,2008,18(06):3-4.

[17] 费宏程,金相奎,王红."健身气功·六字诀"对大学生心肺功能影响的研究[J].吉林体育学院学报,2007,(2):67-68.

[18] 张斌,柏祖刚.健身气功·六字诀对大学生身体形态、机能和素质的影响[J].鸡西大学学报,2013,13(04):33-34.

[19] 陈锦秀,邓丽金.传统"六字诀呼吸操"对COPD稳定期患者的康复效果[J].中国康复医学杂志,2009,24(10):944-945.

[20] 郑亮,张驰,武先奎,等.健身气功·六字诀对慢性心力衰竭患者心功能的影响[J].中国循证心血管医学杂志,2017,9(6):659-662.

[21] 朱震,张世勤.健身气功·六字诀早期干预对慢性肺源性心脏病患者心功能影响的临床研究[J].江苏中医药,2010,(12):24-25.

[22] 崔翔,柏祖刚.健身气功·六字诀治疗女大学生月经不调46例报道[J].中国运动医学杂志,2013,32(011):1006-1007.

[23] 涂人顺,陈仁波,黄林英,等.传统健身方法(六字诀)对绝经后女性内分泌水平的影响[J].世界中西医结合杂志,2010,(10):44-45.

[24] 叶芳,瞿敏红,丁慰祖,等.六字诀功法辅助治疗青光眼疗效分析[J].上海中医药杂志,2012,46(002):38-40.

[25] 江慎修.河洛精蕴[M].成都:巴蜀书社,2008.

[26] 王振伟,汤杰,黄海茵,等.强化"六字诀"肺康复操对稳定期COPD疗

效影响的多中心临床随机对照研究[J].上海中医药杂志,2014,48(9):51-54.

[27] 沈晓东.传统六字气诀的源起、发展及临床适应证[C].世界医学气功学会(World Academic Society of Medical Qigong).世界医学气功学会第五届理事会第二次会议暨第八届学术交流会议论文集.世界医学气功学会(World Academic Society of Medical Qigong):世界医学气功学会,2014:142-145,359.

[28] 代金刚.导引法中医学原理探析[J].环球中医药,2014,7(6):470.

[29] 刘兆杰.导引(气功)康复三法略述[J].中华实用中西医杂志,2005:1849-1851.

[30] 周国庆,姚新苗,李华,等.六字诀与腰椎核心稳定性训练的内在联系[J].康复学报,2016,26(4):47-51.

[31] 马礼堂著;马栩周整理.正宗马礼堂养气功[M].北京:人民体育出版社,1995.

[32] 李冬秀.从呼吸力学角度探讨"六字诀"对慢性阻塞性肺疾病作用的研究[D].福州:福建中医药大学,2011.

[33] 刘磊.呼吸气功机理的研究[J].中国气功科学,1994,(11):24-26.

[34] 陈福刁,陈浩庆,丁汉辉,等.太极拳"逆腹式呼吸"锻炼对大学生有氧代谢及运动能力的影响[J].韩山师范学院学报,2005,(06):90-93.

第二章
六字诀功法的主要动作

　　六字诀流传至今,在功法上已经形成了较为完整的体系;但在功法的规范性上,尚存在一些疑难问题。2003年,国家体育总局对六字诀做了进一步的规范化研究论证,编创了便于习练、科学规范的《健身气功·六字诀》,主要用于健身,在社会上有广泛影响。新功法中明确了六字诀的吐纳方法和习练顺序。吐纳法主要运用逆腹式呼吸方法,配合圆缓的以肚脐为中心的升降开合动作;动作开合与内气的呼吸开合相应,能进一步调动人体内气的平衡,使《健身气功·六字诀》更具有养生健身的特色。六字诀的习练顺序:若以治病为主要目的,应以五行相克的顺序习练:呵——呬——嘘——呼——吹——嘻;若以养生为主要目的长期习练,则应按五行相生的顺序:嘘——呵——呼——呬——吹——嘻;《健身气功·六字诀》用后者。六字诀的习练最佳时间:按照四时季节的练法,春季练"嘘"字,夏季练"呵"字,秋季练"呬"字,冬季练"吹"字。"呼"属脾脏,脾胃功能旺盛时,对其他脏腑都有帮助,故四季皆可练。"嘻"字属三焦,主人体气化,通调全身气脉,亦可四季皆练。每天则是按照十二时辰对应脏腑、经脉的时辰进行习练,气血运行于十二经脉的节律为每日寅时,手太阴肺经开始旺盛,以后每过一时辰,依次转换下一经脉生旺,至次日丑时结束一昼夜循环流注(子、丑、寅、卯、辰、巳、午、未、申、酉、戌、亥分别对应足少阳胆经、足厥阴肝经、手太阴肺经、手阳明大肠经、足阳明胃经、足太阴脾经、手少阴心经、手太阳小肠经、足太阳膀胱经、足少阴肾经、手厥阴心包经、手少阳三焦经)。发声时有一定的发散外泄作用,偏于泻法。体虚者可微微发声或不发声[1]。

第一节　预备势

两脚平行站立、约与肩同宽,两膝微屈;头正颈直,下颌微收,竖脊含胸;两臂自然下垂,周身中正;唇齿合拢,舌尖放平;目视前下方[2](图 2-1)。

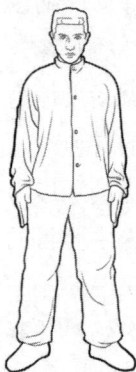

预备势是功法正式开始之前的一个热身动作。一方面,沟通任督二脉,使得全身的气血有一个畅通无阻的运行通道;另一方面,养气安神,使注意力集中,以消除练习者身体上的疲劳和内心的焦虑。

第二节　起势

图 2-1

动作一:屈肘,两掌十指指尖相对,掌心向上,两掌缓缓上托至胸前(两肘略凸向前方),目视前方;两掌内翻,掌心向下,缓慢下按至肚脐前,目视前下方(图 2-2)。

动作二:双膝微屈下蹲,两掌内旋外翻,缓慢向前方拨出(身体向后方运动,避免挺起胸膛突出腹部),两臂成圆(图 2-3);两掌外旋内翻,虎口向上,十指指尖相对(图 2-4)。

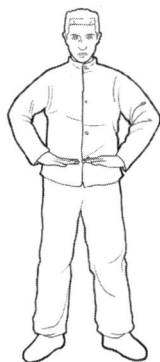

图 2-2

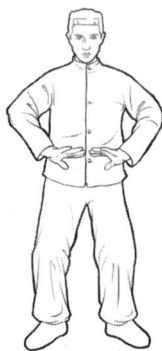

图 2-3

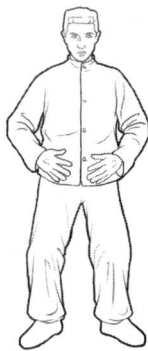

图 2-4

动作三：两膝缓缓伸直，两掌缓缓收拢至肚脐前，虎口交叉相握置于腹部（手肘微微向外侧延展，使腋下处于一种虚空的状态），保持自然呼吸，目视前下方（图 2-5）。

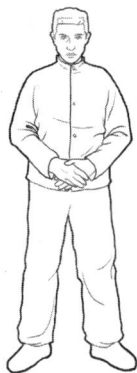

起势动作中，采用鼻子吸气和呼气。当双掌向上方托起时，吸气；当双掌下按或向前拨出时，呼气；当双掌收拢时，再次吸气。

起势的意义在于，通过两掌托、按、拨、拢及下肢有节律性的屈伸，可起到肢体外在的动作导引而辅助

图 2-5

呼吸，诱导体内气血的运行，协调人体"内气"的升、降、开、合，具有促进全身气血畅通的作用，同时也为以下各势的习练做好准备[3]。

第三节　嘘(xū)字诀

一、动作说明

动作一：两手分开，掌心向上，小指轻贴腰侧，慢慢向后收拢

到腰间，目视前下方（图 2 - 6）；两脚不动（身体中线保持垂直），上身缓缓向左转 90°（水平旋转）；右掌从腰间向左侧穿出（手指指向腰的左侧，而非斜前方），伸至与肩同高，同时配合"嘘"字音；两眼渐渐睁圆，眼看右掌伸出方向（图 2 - 7）。

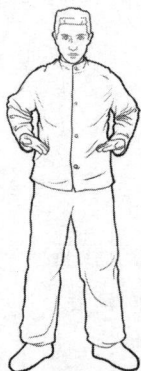　　　　　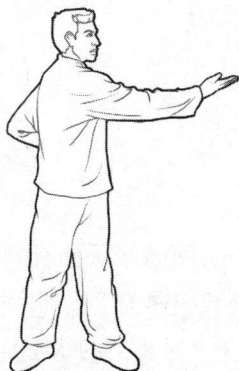

图 2 - 6　　　　　　　　　图 2 - 7

动作二：右掌沿原路收回腰间，身体转回正前方，目视前下方。左右交替练习，共做六次[4]。

二、口型读音与呼吸吐纳

"嘘"读"xū"音，属牙音，五行属木。嘴角后引，槽牙上下平对，中留缝隙，槽牙与舌边亦有缝隙。吐气时，气从槽牙间、舌两边的空隙中呼出体外[5-6]；发音时，在舌前部的两边有或热、或凉、或痒等感觉。穿掌时呼气并口吐"嘘"字音；收掌时鼻吸气；动作与呼吸应协调一致[2]。

三、脏腑归属与经络循行

"嘘"字诀与肝相应，口吐"嘘"字具有泄出肝之浊气、调理肝脏功能的作用；中医学认为肝的经脉上联于目系，目的视力有赖于肝气疏泄和肝血的濡养,故发音吐气时配合两目圆睁,还可起到疏肝明目的功效[6]。故肝火旺、肝虚、肝大、食欲不振、消化不良,以及两眼干涩、头目眩晕等,练此功都有效[7]。

当念"嘘"字时,意念领肝经之气由足大趾外侧(靠近人体正中线为内,远离正中线为外)大敦穴起,沿足背上行,过太冲、中都,至膝内侧,再沿大腿内侧上绕阴器达小腹,挟胃脉两旁,属肝、络胆,上行穿过横膈,散布于胸胁间,沿喉咙后面经过上颌骨的上窍,联系于眼球与脑相联络的络脉,复向上行,出额部与督脉会于泥丸宫之内;另一支脉从肝脏穿过横膈而上注于肺,经中府、云门,沿手臂内侧之前缘到达手大拇指内侧的少商穴。所以做"嘘"字功时,工夫稍长,可能眼会有气感,开始发胀,有的人感到刺痛、流泪;大拇指少商穴处感到麻胀,慢慢眼睛感到明亮,视力逐渐提高[7]。

第四节　呵(hē)字诀

一、动作说明

动作一:接上势,用鼻缓慢均匀吸气,两掌小指轻贴腰际,微微上提,指尖朝向斜下方,目视前下方;屈膝下蹲,两掌缓慢向前下方约45°方向插出,两肘微屈,两掌高与脐平,目视双掌(图2-8)。

动作二:微微屈肘收臂,两掌小指侧相靠,掌心向上,呈捧掌,约与脐相平(图2-9)。

动作三:两膝缓慢伸直,屈肘,两掌捧至胸前,掌心向内。两中指约与下颏同高,目视前下方(图2-10)。

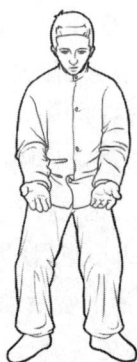 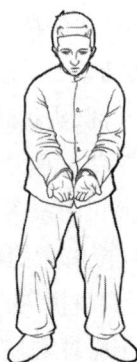

图 2-8　　　　　　　　　　图 2-9

动作四：两肘外展抬平，与肩同高，两掌内翻，掌心、指尖朝下，掌背相靠（图 2-11）。

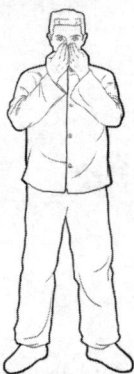 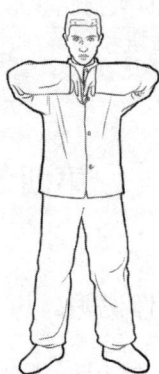

图 2-10　　　　　　　　　　图 2-11

动作五：两掌缓缓下插，同时口吐"呵"字音（低头含胸）（图 2-12）；下插至肚脐前时，两膝微屈下蹲，两掌内旋外翻，掌心向外，缓缓向前拨出，至两臂成圆（图 2-13）。

动作六：两掌外旋内翻，掌心向上，呈捧掌（图 2-14）；后重复动作三至动作五。共练习六遍[4]。

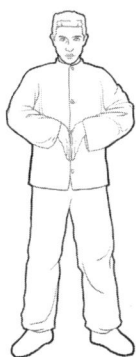
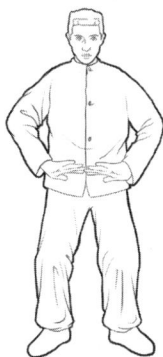
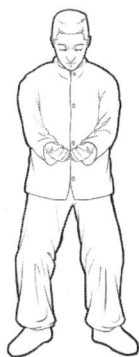

图 2 - 12　　　　　　图 2 - 13　　　　　　图 2 - 14

二、口型读音与呼吸吐纳

"呵"读"hē"音，为舌音，五行属火。口半张，舌尖抵下腭，腮稍用力后拉，舌边靠下牙齿，舌体上拱，舌边轻贴上槽牙。吐气时，气从舌与上腭之间缓缓呼出体外[5]；发音时，在舌尖部有或热或凉或痒等感觉。当两掌捧起时，用鼻吸气；当两掌外拨下按时，呼气并口吐"呵"字音，足大趾轻轻点地[6]。

三、脏腑归属与经络走向

"呵"字诀与心相应，口吐"呵"字具有泄出心之浊气、调理心脏功能的作用。心悸、心绞痛、失眠、健忘、出汗过多、舌体糜烂、舌强语謇等病症，可练此功[6]。

当念"呵"字时，意念领气由足太阴脾经之井穴隐白（足大趾末节内侧，距趾甲角 0.1 寸）上升，循大腿内侧前缘进入腹里，通过脾脏、胃腑、穿过横膈流注心中，上挟咽、连舌本入目，上通于脑。其直行之脉从心系上行至肺部，横出腋下，入心经之首穴极泉，沿着手臂内侧的后缘上行，经少海、神门、少府等穴直达小指尖端之少冲穴。所以做"呵"字功时，小指尖、中指尖可能有麻胀之感,同时与心经有关之脏器也会有新的感受[7]。

第五节　呼(hū)字诀

一、动作说明

动作一:接上势,两掌向前拨出后,两掌外旋内翻,掌心向内,十指自然张开,指尖斜相对,两掌心距离与掌心到肚脐距离相等,目视前下方(图2-15)。

动作二:两膝缓缓伸直,两掌缓慢向腹前靠拢,至距离腹前10厘米处停住(图2-16)。

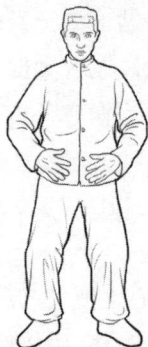 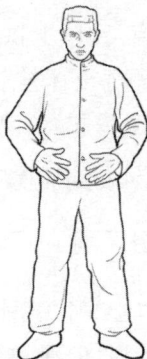 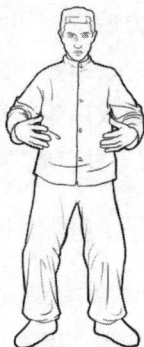

　　图2-15　　　　　　　图2-16　　　　　　　图2-17

动作三:两膝微屈下蹲,两掌向外撑至两臂成圆,同时口吐"呼"字音(身体向后侧用力,手臂和双掌向外侧撑开)(图2-17);两膝缓缓伸直,两掌缓慢向肚脐方向靠拢,之后再外撑。共练习六遍[4]。

二、口型读音与呼吸吐纳

"呼"读"hū"音,为喉音,五行属土。舌体下沉,口唇撮圆,正对咽喉。吐气时,气从喉出后经口腔中部与撮圆的口唇缓缓而出[5];发音时,在舌中部的中间有或热或凉或痒等感觉,还会在面颊的颧骨下面出现酸胀感。这个口型动作,能牵引冲脉上行之气喷出口外。当两掌向肚脐方向收拢时,用鼻吸气;当两掌向外展开时,呼气并口吐"呼"字音,足大趾轻轻点地[6]。

三、脏腑归属与经络走向

"呼"字诀与脾相应,口吐"呼"字具有泄出脾脏之浊气、调理脾胃功能的作用,具有健脾和胃、消食导滞的功效。可用于腹泻、腹胀、皮肤水肿、肌肉萎缩、脾胃不和、消化不良、食欲不振、女子月经病、四肢疲乏等病症的治疗[6]。

当念"呼"字时,足大趾稍用力,经气由足大趾内侧之隐白穴起,沿大趾赤白肉际上行,过大都、太白、公孙、内踝上10厘米胫骨内侧后缘之三阴交,再上行过膝,由腿内侧经血海、箕门,上至冲门、府舍入腹内,属脾脏,络胃腑,挟行咽部连于舌根,散于舌下。注入心经之脉,随手势高举之形而直达小指尖端之少冲。所以《黄帝内经》中有"肝脾之气宜升"之说。念呼字的气感与念呵字相同的原因也在于此[7]。

第六节　呬(sī)字诀

一、动作说明

动作一:接上势,两手自然下落于小腹前,掌心向上指尖相对(图2-18);两膝缓慢伸直,两掌慢慢向上托至胸前,约与两乳同高,目视前下方(图2-19)。

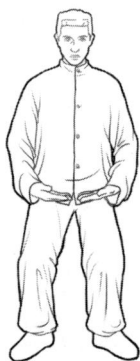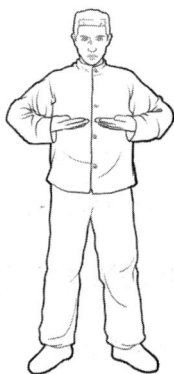

图 2 - 18　　　　　　　　　图 2 - 19

　　动作二：两肘下落，夹肋骨，两手顺势立掌于肩前，掌心相对，指尖向上。两肩胛骨向脊柱靠拢，展肩扩胸，藏头缩项（下颌微微内收），目视前上方（图 2 - 20）。

　　动作三：两膝微屈下蹲，松肩伸颈，两掌慢慢向前平推成掌心向前，同时口吐"呬"字音，目视前方（图 2 - 21）。

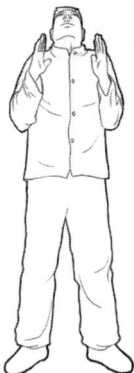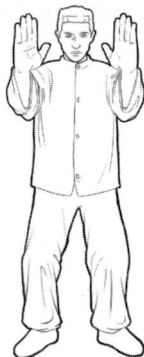

图 2 - 20　　　　　　　　　图 2 - 21

　　动作四：两腕外旋，掌心向内，指尖相对，指尖距离与肩同宽；两膝慢慢伸直，两掌收至胸前约 10 厘米，指尖相对，目视前

下方(图2-22);后重复动作二至四。共
练习六遍[4]。

二、口型读音与呼吸吐纳

"呬"读"sī"音,为齿音,五行属金。两
唇微向后收,上下门牙对齐、放松,中留狭
缝,舌尖轻抵下齿。吐气时,气从前部上下
齿间的缝隙中间慢慢呼出体外[5];发音时,
会感觉到前部牙齿有震动、凉丝丝或在舌
尖的两侧有凉、痒等感觉。当进行推掌动

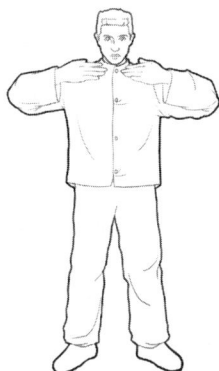

图2-22

作时,呼气并口吐"呬"字音;当两掌外旋慢慢向内收拢时,用鼻
吸气[6]。

三、脏腑归属与经络走向

"呬"字诀与肺相应,口吐"呬"字有疏通太阴经脉、调和全身
气机的作用,具有宣肺化痰、止咳利咽的功效。"呬"字诀用于外
感伤风、发热咳嗽、痰涎上涌、背痛怕冷、呼吸急促而气短、尿量
少等病症的治疗[6]。

当念"呬"字时,引肝经之气由足大趾外侧之大敦穴上升,沿
腿的内侧上行入肝,由肝的支脉分出流注于肺,从肺系(肺与喉
咙相连的部位)横行出来,经中府、云门,循臂内侧的前缘入尺泽
(在肘横纹中,肱二头肌腱桡侧凹陷处),下寸口经太渊走入鱼
际,出拇指尖端之少商穴。两臂左右展开时,可能会有气感,以
拇指、示指气感较强[7]。

第七节　吹(chuī)字诀

一、动作说明

动作一：接上势，两掌向前推，随后松腕伸掌，指尖向前，掌心向下(图2-23)，两臂向左右分开侧平举，掌心斜向后，指尖向外(图2-24)。

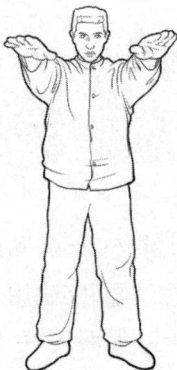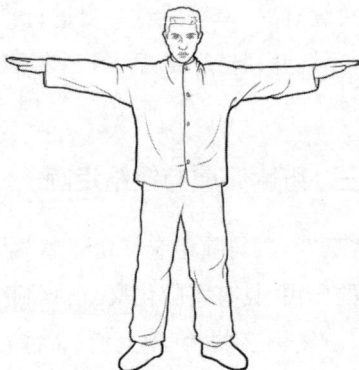

图2-23　　　　　　　　　　　图2-24

动作二：两臂内旋，两掌向后划弧到腰部，掌心轻贴腰眼部，指尖斜向下，目视前下方(图2-25、图2-26)。

动作三：两膝微屈下蹲，两掌向下沿腰骶、大腿外侧下滑，同时口吐"吹"字音(图2-27)；然后，两肘屈曲提臂环抱于腹前，掌心向内，十指指尖相对，高与脐平，目视前下方(图2-28)。

动作四：两膝缓缓伸直，两掌向腹部慢慢收回，轻抚腹部，指尖斜向下，虎口相对，目视前下方(图2-29)；随后，两掌沿带脉向后摩运至后腰部，掌心轻贴腰眼，指尖斜向下，目视前下方(图2-25、

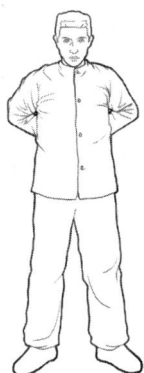

图 2 - 25

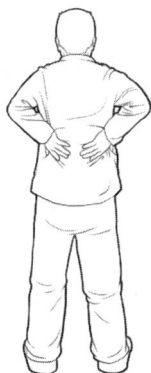

图 2 - 26

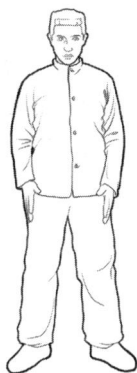

图 2 - 27

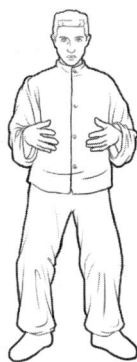

图 2 - 28

图 2 - 26);后重复动作三与四。共练习六遍[4]。

二、口型读音与呼吸吐纳

"吹"读"chuī"音,为唇音,五行属水。口微张,两嘴角和舌体稍向后引,槽牙相对,两唇向两侧拉开收紧,舌微向上翘并微向后收。吐气时,气从喉出后,经舌两边绕舌下,经唇间狭隙缓缓呼出体外[5];发音时,在舌后部和口腔后硬腭部有或热或凉或痒等感觉。当两掌从腰部向下方滑动、环抱在腹前时,呼气并口吐"吹"字音;当两掌收回、摩运至后腰部时,用鼻吸气[6]。

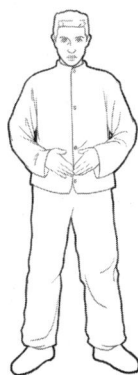

图 2 - 29

三、脏腑归属与经络走向

"吹"字诀与肾相应。口吐"吹"字有疏通少阴经脉、调和全身气机的作用,具有补肾壮腰、调和全身气血的功效。"吹"字诀对于腰腿无力或冷痛、目涩健忘、潮热盗汗、头晕耳鸣、男子遗精、阳痿、早泄、女子梦交或子宫虚寒、牙齿动摇、发脱落等病症有较好的疗效[6]。

当念"吹"字时,足跟着力,引肾经之气从足心涌泉上升,经足掌内侧沿内踝骨向后延伸,过三阴交经小腿内侧进腘窝内侧,再沿大腿内侧股部内后缘通向长强脊柱,入肾脏,下络膀胱;上行之支脉入肝脏,穿横膈入肺中,沿喉咙入舌根部;另一支脉从肺出来入心脏流注胸中与心包经相接,经天池、曲泽、大陵、劳宫到中指尖之中冲穴。所以做"吹"字功时可能手心和中指气感较强[7]。

第八节　嘻(xī)字诀

一、动作说明

动作一:两掌自然下落于体前,两掌内旋外翻,掌心向外,掌背相对,指尖向下,目视两掌(图2-30)。

动作二:两膝缓缓伸直,同时提肘带手,上提至胸前(图2-31);然后,两手继续上提至面前,两掌外开、上举,两臂呈弧形,掌心斜向上,目视前上方(图2-32)。

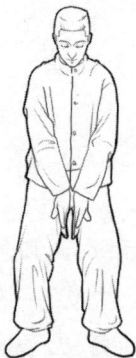
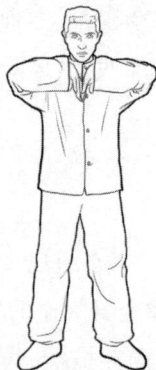
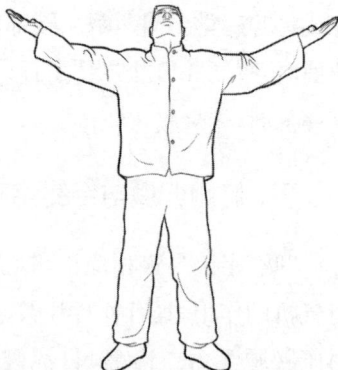

图2-30　　　　图2-31　　　　　　　图2-32

动作三:屈肘,两手经面前收回至胸前,高与肩平,指尖相对,掌心向下,目视前下方(图 2-33);两膝微屈下蹲,同时配合口吐"嘻"字音。两掌慢慢下按至肚脐前(图 2-34),随后两掌继续向下、向外分开至距离髋旁 15 厘米左右,掌心向外,指尖向下(图 2-35)。

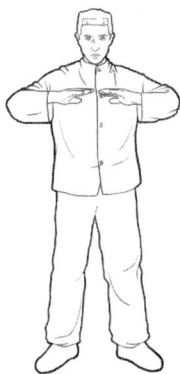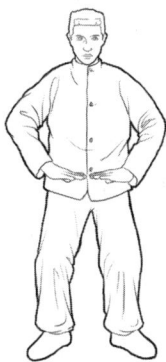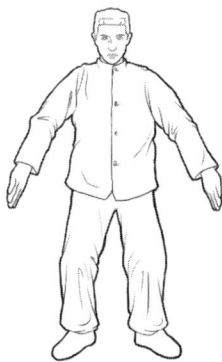

图 2-33   图 2-34   图 2-35

动作四:两掌掌背相对合于小腹前,掌心向外,指尖向下,目视两掌(图 2-30);后重复动作二至四。共练习六遍[4]。

二、口型读音与呼吸吐纳

"嘻"读"xī"音,为牙音,五行属木。嘴角稍后引,槽牙上下平对轻轻咬合,舌尖轻抵下齿内侧,将整个口腔气息压扁。吐气时,气从槽牙边的空隙中呼出体外[5];发音时,在两侧舌边有或热或凉或痒等感觉。当提肘、分掌、向外侧展开、向上举掌时,用鼻吸气;当两掌从胸前下按、向外展开时,呼气并口吐"嘻"字音,足四、五趾点地[6]。

三、脏腑归属与经络对应

"嘻"字功理三焦。口吐"嘻"字有疏通少阳经脉、调和全身气机的作用。对于三焦不畅而引起的耳鸣、眩晕、咽喉痛、胸腹胀满和小便不利等病症可用"嘻"字诀[6]。

读"嘻"字时,以意领气,由足窍阴、至阴上踝入膀胱经,由天池、天泉而曲泽、大陵至劳宫穴,别入三焦经。吸气时即由手第四指指端关冲穴起沿手臂上升贯肘至肩,走肩井之后,前入缺盆注胸中联络三焦。上行之支脉穿耳部至耳前,出额角下行至面颊,流注胆经,由风池、渊腋、日月、环跳下至足窍阴穴。简而言之,意领时,由下而上,再由上而下复归于胆腑。当做"嘻"字功,呼气时环指气感强,下落时足四趾气感强,这是少阳之气随呼气上升与冲脉并合而贯通上下,使三焦理气之功能发挥,促进了脏腑气血通畅的缘故[7]。

第九节　收势

动作一:两手外旋内翻,转掌心向内,慢慢抱于腹前,虎口交叉相握于肚脐处,两膝缓缓伸直,眼看前下方,静养片刻(图2-36);然后两掌以肚脐为中心按揉,顺逆时针各6圈。

动作二:两掌松开,两臂自然垂于体侧,指尖向下,两掌心贴于两大腿外侧,目视前方(图2-37)。

收势的意义在于,通过呼吸和揉腹的动作,可以将炼气转化为养气,达到养气归元的目的,从而促使练习者更快地恢复到正常状态;有助于练习者形体放松,意念入静。

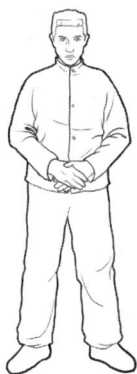 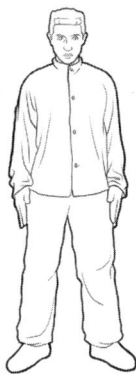

图 2 - 36 图 2 - 37

参考文献

[1] 陈昌乐. 经典吐纳六字诀嘘呵呼呬吹嘻[J]. 中医健康养生,2017,
(11):25 - 27.

[2] 孟峰年,李颖侠,段晓霞. 中国传统体育养生概论[M]. 北京:民族出
版社,2014,05:320 - 324.

[3] 房勇,黄良瑜. 修身之道[M]. 北京:中国财富出版社,2017,08:98.

[4] 李灿东. 中医教你学养生 中医药基本养生知识[M]. 北京:中国中
医药出版社,2018,06:237 - 239.

[5] 宋璐璐,牛林敬. 图解八段锦五禽戏六字诀易筋经最传统的养生术
[M]. 石家庄:河北科学技术出版社,2014,08:185.

[6] 张诗军. 中医养生文化与方法[M]. 广州:广东科技出版社,2017,08:
96 - 100.

[7] 陶崇华. 长寿有道《老老恒言》养生智慧[M]. 北京:中医古籍出版社,
2016,07:507 - 509.

第三章

六字诀临床应用

第一节　六字诀功法的应用基础

目前六字诀习练大多以国家体育总局健身气功管理中心在古代六字真言、六字诀、六字气诀等传统功法的基础上编创而成的"健身气功·六字诀"为主。因此我们以"健身气功·六字诀"为例进行功理分析,便于在后面章节中使用。

"健身气功·六字诀"是以中医的阴阳、脏象、经络等理论为基础,通过吐气发音调整气息的运行,对内气和相应脏腑功能产生影响的一种独特的功法。"健身气功·六字诀"运用呼吸吐纳配合默念嘘(xū)、呵(hē)、呼(hū)、呬(sī)、吹(chuī)、嘻(xī)六种字音,来调整肝、心、脾、肺、肾、三焦气机,达到强壮脏腑、祛除病邪、益寿延年的作用。

一、"嘘"字诀的功理分析

"肝者,将军之官,谋虑出焉",故其极易受情志的影响,致肝郁气滞,进而影响到肝正常的生理功能。中医对肝的简单理解包括三个层次,即形、气、神。形就是身体,气就是身体的一些功能,神就是精神意识。从肝脏角度来看,眼睛与肝有关系,所以中医把眼睛归属于肝。身体的两侧与肝有关系,全身的筋与肝有关系,这些都是形的方面,能看得见的。从功能角度看,全身的气血流动,有些地方分配得多一点,有些地方分配得少一点,分配的能力归肝所有。在精神意识方面,比如生气、抑郁也与中医所说的肝有关系,中医所说的肝不是简单的肝脏的肝,中医所说的肝系统包括肝和胆,所以,习练"嘘"字诀,是对我们身体大的系统进行调整。

口吐"嘘"字诀具有疏通肝经、泄出肝的浊气、调理肝脏功能的作用。同时,配合两目圆睁,还可起到疏肝明目的功效。掌心向上从腰间向对侧穿出,一左一右,交替练习,外导内行,使肝气升发,气血调和。身体的左右旋转,使腰部及腹内的组织器官得到锻炼,不仅能提高中老年人的腰膝及消化功能。同时,还能使人体的带脉得到疏通与调节,全身气机得以顺利升降。

二、"呵"字诀的功理分析

心为"君主之官,神明出焉",在五行属火,火性炎上,当心火下降,下温肾水,使肾水不寒,才能水火既济。"呵"字诀是对应于心的,心属火,火宜炎上,所以这个动作气息虽然是向下的,但身体却是上升;因为"呵"字诀对应的是心,而心是一个特殊的系统,在经络上既跟手厥阴心包经有关系,又跟手少阴心经有关系。所以练习的时候,手腕转动比较多,而转动手腕会刺激神门穴。然后每一个捧掌的动作,眼睛看手掌心可刺激心包经。

口吐"呵"字诀具有疏通心经、泄出心的浊气、调理心脏功能的作用。捧掌上升,翻掌下插,外导内行,使肾水上升,以制心火;心火下降,以温肾水,具有心肾相交、水火既济、调理心肾功能的作用。

三、"呼"字诀的功理分析

"呼"字诀对应人体的脾脏,脾位"中州",主运化水谷和水液，为人体"后天之本""气血生化之源"。脾主身之肌肉。这是因为，人体的四肢、肌肉，均需要脾胃运化来的水谷精微的充养。只有脾气健运，气血生化有源，周身肌肉才能得到水谷精微的充养，从而保持肌肉丰满，壮健有力。故《素问集注·五脏生成篇》说："脾主运化水谷之精，以生养肌肉，故主肌肉。"从中医角度看，肝的功能主要体现在左边，肺的功能主要体现在右边，那么左右中间，即肝肺中间就是脾；心的功能主要在上面，肾的功能主要在下边，在上和下的中间也是脾，中气不足了，就是脾不足了，即脾胃之气虚弱、运化失职。

"呼"字诀与脾脏相应。通过两掌与肚脐之间的开合，外导内行，使整个腹腔形成较大幅度的舒缩运动，具有促进肠胃蠕动、健脾和胃、消食导滞的作用。

四、"呬"字诀的功理分析

肺居于胸腔最高位，为"华盖之脏"。肺主呼吸之气与主一身之气，两者之间有着内在联系。肺主一身之气的功能取决于肺主呼吸之气的功能。肺的呼吸均匀和调，则是气的生成和气机调畅的根本条件。反之，呼吸功能失常，亦必然会影响到中气的生成和气的运动。

"呬"字诀通过展肩扩胸、藏头缩项的锻炼，使吸入的大自然之清气布满胸腔，同时小腹内收，使丹田之气也上升到胸中。先天、后天二气在胸中会合，具有锻炼肺的呼吸功能，促进气血在肺内的充分融合与气体交换的作用。立掌展肩与松肩推掌，可以刺激颈项、肩背部周围的穴位，并能有效地解除颈、肩、背部的肌肉和关节疲劳，防治颈椎病、肩周炎和背部肌肉劳损等病症。

五、"吹"字诀的功理分析

肾为人体"先天之本",而"腰为肾之府",历代养生家都重视腰部的养护。肾位于腰部脊柱两侧,腰部功能的强弱与肾气的盛衰息息相关。"健身气功·六字诀"通过前面几字诀和动作的练习,两手已经发热。

"吹"字诀中用两手轻轻贴在腰间,练功者感觉到两手的热力会慢慢地渗透到腰间,起到温补肾脏的作用。两手在腰间轻轻按摩,也同样具有疏通带脉、强壮腰肾的作用。本式动作通过两手对腰腹部的按摩,具有壮腰健肾、增强腰肾功能、预防衰老的作用。同时口吐"吹"字诀,具有疏通肾经、泄出肾的浊气、调理肾脏功能的作用。

六、"嘻"字诀的功理分析

按照中医理论,人体是一个以五脏构成的整体,即肝、心、脾、肺、肾。掌握了这五个系统,也就掌握了人体,"嘻"字诀对应的是三焦,三焦和脏腑是一个平行的概念,三焦是从气的角度,即从功能的角度划分的一种方式,三焦里面包括上焦、中焦和下焦。上焦如雾,上焦的功能就像早上看到的雾气一样;中焦如沤,是指脾胃的消化腐熟水容的功能;下焦如渎,是水流向下的。三焦是从这个角度划分人体功能的。上焦相当于心和肺的功能,中焦相当于脾胃的功能,下焦包括肝和肾的功能,所以说三焦调整练习是对人体五脏系统的调整,就是对全身的调整。如果按前面所说,肝、心、脾等系统逐个练习,那么到三焦就是对整体的练习。中医特别重视整体的练习,所以三焦的练习也非常重要。

"嘻"字诀与少阳三焦之气相应。口吐"嘻"字音具有疏通少阳经脉、调和全身气机的作用。通过提手、分掌、外开、上举和内合、下按、松垂、外开,分别可以起到升开与肃降全身气机的作用。二者相辅相成,共同达到调和全身气血的功效。

第二节　预防保健的运动处方

　　预防保健的目的就是预防疾病、维护健康和祛病延年。中医"治未病"思想就是尽量做到不生病、少生病、晚生病,尽享天年。要求未病先防、有病早治、已病防变、病后调护。维护健康就是指人们提高、改善和保持自身健康的过程。中医对预防养生的观点是特别强调主动参与性,明确自己管理生命与健康的责任,通过养生祛病延年。"形劳而不倦"是中医预防养生的特点之一,通过有规律的运动以运行气血,这是重要手段之一。六字诀通过其柔和缓慢的动作,导引行气,调畅气血。柔和缓慢的运动方式能让人体充分放松,可以做到"形劳而不倦"。六字诀动作通过对外在肢体躯干的屈伸俯仰和内部气机的升降结合,可以抻拉筋骨、行气活血、疏通经络、调和阴阳,从而起到祛病延年的功效。五脏是人体生命活动的中心,五脏生理功能之间的平衡协调是维持机体内在环境相对恒定的重要环节,所以注重调理五脏功能在养生中尤其重要。我们可以根据人体五脏属性特征进行五脏的运动养生,从而达到养生防病的目的。

一、固肾法

　　肾在人体中是极为重要的脏器,中医称肾为"先天之本",是人体生命的动力源泉。肾主藏精,主生殖与发育,肾主水,主纳气。肾功能的盛衰在体表可从骨骼的坚韧、毛发的荣枯、人外在的精神状态以及耳的听觉等表现出来。

六字诀干预方法：先按"嘘—呵—呼—呬—吹—嘻"相生的顺序读一至二遍，再按"呬—吹—嘘—吹—呼—吹—呵—吹—嘻"的特定顺序读六遍，最后再按"嘘—呵—呼—呬—吹—嘻"相生的顺序读一至二遍。

二、健脾法

脾的主要生理功能是运化，运化的意义是指脾有消化、吸收、运输营养物质和促进水液代谢的重要作用。人体各脏器功能的发挥，身体的健康程度，大多取决于脾的这种功能，所以中医称"脾为后天之本"。脾还能统摄血液使其不致溢出脉外。其功能的盛衰在体表从四肢肌肉、口唇、口腔气味上表现出来。脾健运则饮食精微不断被吸收，化生气血，从而使人体营养充足，口唇红润光泽；反之，则形体消瘦，肌肉痿软，口淡无味或有异味，口唇淡白无光泽。

六字诀干预方法：先按"嘘—呵—呼—呬—吹—嘻"相生的顺序读一至二遍，再按"呵—呼—呬—呼—嘘—呼—吹—呼—嘻"的特定顺序读六遍，最后再按"嘘—呵—呼—呬—吹—嘻"相生的顺序读一至二遍。

三、疏肝法

肝位于腹部，横膈之下，右胁之内。肝为魂之处，血之藏，筋之宗。肝的主要生理功能是主疏泄和主藏血。如果肝的功能失常，人体各部分的气机活动就会受到阻碍，进而形成气机不畅、瘀阻郁结、气机亢逆等病理变化，并进一步影响藏血和津液的输布代谢，以及脾胃的运化功能。肝开窍于目，主筋，其华在爪，在志为怒，在液为泪。因此，肝的功能盛衰可从体表的筋及眼睛表现出来,也多反映在情志方面。若肝气充足,则筋强力壮,爪甲坚韧,眼睛明亮;否则会出现筋软弛缩、视物不清、形体消瘦、肌肉痿软等表现。

六字诀干预方法:先按"嘘—呵—呼—呬—吹—嘻"相生的顺序读一至二遍,再按"吹—嘘—呵—嘘—呬—嘘—呼—嘘—嘻"的特定顺序读六遍,最后再按"嘘—呵—呼—呬—吹—嘻"相生的顺序读一至二遍。

四、宣肺法

中医认为肺的主要生理功能是"主气、司呼吸",是指通过肺的呼吸,吸入自然界的清气,呼出体内的浊气,通过不断的呼浊吸清,吐故纳新,促进气的生成,调节气的升降出入运动。肺还有"宣发、肃降、通调水道"的作用。这些功能的正常,可使人体呼吸、营养及水液代谢保持良好的状态,从而使人体保持健康;反之,则出现呼吸不利、胸闷、咳喘,甚至水肿等病症。肺的功能的盛衰在体表可通过皮肤的润泽、皮肤的病变以及鼻部正常与否表现出来。总的来讲,肺者,在脏为肺,在腑络大肠,在体主皮毛,开窍于鼻。

六字诀干预方法:先按"嘘—呵—呼—呬—吹—嘻"相生的顺序读一至二遍,再按"呼—呬—吹—呬—呵—呬—嘘—呬—嘻"的特定顺序读六遍,最后再按"嘘—呵—呼—呬—吹—嘻"相生的顺序读一至二遍。

五、养心法

中医认为,心的主要生理功能是主血脉和主神志,为人体生命活动的关键所在。在脏为心,在腑络小肠,在体主脉,开窍于舌。心的功能盛衰在体表可以通过人的精神、意识、思维活动以及脉象和舌象表现出来。如心气旺盛,血脉充盈,则可见人的精神振奋,思维敏捷,动作灵活,脉搏和缓有力,舌质淡红润泽;反之,则见人的精神萎靡,反应迟钝以及脉涩不畅,节律不整,舌质紫暗或苍白等。

六字诀干预方法:先按"嘘—呵—呼—呬—吹—嘻"相生的顺序读一至二遍,再按"嘘—呵—呼—呵—吹—呵—呬—呵—嘻"的特定顺序读六遍,最后再按"嘘—呵—呼—呬—吹—嘻"相生的顺序读一至二遍。

第三节 六字诀功法练习注意事项

(1)在进行六字诀练习之前,要进行充分的准备活动,以此活跃气血、激活精气,并减少习练过程中的运动损伤。练习前可以进行以下内容的准备活动:站立自然放松,调匀呼吸后,然后进行颈、腰、手腕、脚腕、膝关节环绕运动之后再开始进行六字诀的练习。要选择好合适的环境,尽量选择空气清新以及避风的环境。要尽量选择穿着宽松的服装,宽松的服装有利于四肢气血流通。

(2)六字诀的吐音仅仅靠普通话和汉语拼音来进行读音是远远不够的,必须要找到那种特定状态下的特定口型和气息,才能更好地达到健身养生的目的。以嘘字诀为例:就普通话的读音而言,"嘘"的声母为"x(西)",韵母为"ü(迂)","xū(虚)"即为"嘘"的读音,发音也很短促。而六字诀功法中的"嘘"字诀则要求与自己的呼吸配合,发音与呼气一样深长。仔细体会一下,当"xū(虚)"的声音持续发出时,后面的拖音其实已经变为"ü(迂)"而不是"xū(虚)"的声音了。其他字诀,均同此理。

(3)对于六字诀的发声大小与要求,基本原则是:初学者,宜出声练习,且先大声,后小声;练习熟练后,可以逐渐转为轻声练习;练习日久,功法纯熟之后,可以转为吐气不发声的"无声"练习方法,逐渐达到古人所谓"不念而念""念而无念"的境界。

(4)对于六字诀的呼吸方法,主要有两种,一种是鼻吸鼻呼的自然呼吸法,另一种是鼻吸口呼的逆腹式呼吸法。除了在呼气吐音时候运用的是第二种呼吸方法外,其他时间和动作都用的是第一种的自然呼吸。

(5)对于调息,最基本的要求是:呼吸要匀(均匀)、细(细密)、柔(柔和)、长(深长)。同时,还要遵循顺其自然、循序渐进的原则,切忌刻意追求、生搬硬套。调息是在形正体松(即调身)、心神安静(即调心)的基础上,通过长期练习,自然地逐步达到形、气、神三者合一,呼吸匀、细、柔、长的状态,此时不调息而息自调。

(6)注意练养结合。除了进行六字诀的练习之外,习练者要养成良好的生活习惯,做到不纵欲,早睡早起,不酗酒、保持心态平和等,只有做到练养结合才能达到最好的效果。

(7)关于六字诀的治病效果,六字诀对慢性疾病有调理作用,通过长时间的练习,对呼吸系统、消化系统以及神经系统疾病都有很好的调治作用,对机体免疫力的提高有促进作用。

(8)严重的骨质疏松患者在习练六字诀时,需要注意练习的动作幅度和频次,防止在习练过程中由于动作幅度过大或运动量损伤骨骼,加重病情。

第四节　常见病症的运动处方

六字诀注重呼吸吐纳,吐纳即吐气与纳气。吐气,即呼气,吐气发音采用嘘、呵、呼、呬、吹、嘻六种；纳气，即吸气，通常采用逆腹式呼吸。并配合科学合理的动作导引，内调脏腑、外练筋骨，达到内壮脏腑、外健筋骨的养生康复作用。目前在围绝经期综合征、月经不调、失眠、焦虑等疾病的防治中运用较多。

一、失眠症

失眠症是一种最常见的睡眠障碍，临床表现为入睡困难、易醒和醒后不易再睡以及早醒、多梦等。其特点是由于躯体紧张和对失眠的过度忧虑从而使失眠症状持续存在。失眠症的准确定义在《中国精神疾病分类方案与诊断标准（第三版）》中是这样描述的："失眠症是指持续相当长时间的对睡眠的质和量不满意的状况，不能以统计上的正常的睡眠时间作为诊断上的主要标准。"其诊断标准为：①以睡眠障碍为几乎唯一的症状，其他症状均继发于失眠，包括难以入睡、睡眠不深、易醒、多梦、早醒、醒后不易再睡，醒后感觉不适，疲乏或白天困倦。②上述睡眠障碍每周至少发生 3 次并持续 1 个月以上。③失眠引起显著的苦恼，或精神活动效率下降，或妨碍社会功能。④不是任何一种躯体疾病或精神障碍症状的一部分。如果失眠是精神障碍（如神经衰弱、抑郁等）症状的一个组成部分，则不另诊断为失眠症。失眠的病程按照患病时间长短，分为急性失眠，发病时间为 7 天；亚急性失眠，时间为 4 周至 6 个月；慢性失眠，持续时间超过 6 个月[1]。流行病学调查显示，失眠症发病率在美国为 33％，在欧洲为 4％～22％，而在我国 55％的人有不同程度的失眠，其中 17％的人相当严重，影响正常的生活和工作，长时间的失眠症容易引起焦虑、抑郁等精神疾病[2-3]。

失眠症属中医学"不寐"范畴，中医古籍中亦有"目不瞑""不得卧""不得眠""少寐"等名称。中医学认为，失眠的病因主要有感受外邪、七情内伤、思虑劳倦太过或暴受惊恐,亦可因禀赋不足、房劳久病或年迈体虚所致。其主要病机是阴阳、气血失和,脏腑功能失调,以致神明被扰,神不安舍[1]。其病位主要在心,与肝、脾、肾密切相关。其病性有虚实之分,虚证多属阴血不足,心失所养,临床特点为体质瘦弱,面色无华,神疲懒言,心悸健忘,多因脾失化源,肝失藏血,肾失藏精所致;实证多为热盛扰心,扰乱心神,临床特点为心烦易怒,口苦咽干,便秘溲赤,多因心火亢盛,或肝郁化火所致。临床上不寐以虚证为多。

六字诀干预治疗方法:练习"健身气功·六字诀"功法 1 遍,每天 1~2 次。

【辨证加减】

(1)阴虚火旺:表现为心烦不寐、心悸不安、头晕、耳鸣、健忘、腰酸梦遗、五心烦热、口干津少、舌红脉细数等症。治疗则采用滋阴降火、补益心肾之法。可着重练习"呬"字诀不出声,"吹"字诀、"呵"字诀出声。

(2)心脾两虚:表现为多梦易醒、心悸健忘、头晕目眩、肢倦神疲、面色无华、不欲饮食、舌淡苔薄、脉细等症。治疗则采用补益心脾之法。可着重练习"嘘"字诀出声,"呵"字诀、"呼"字诀不出声。

(3)心胆气虚:表现为不寐多梦、易于惊醒、胆怯心悸、遇事善惊、气短倦怠、小便清长、舌淡、脉弦细等症。可着重练习"呵"字诀、"嘻"字诀不出声。

(4)肝郁化火:表现为性情急躁易怒、不思饮食、口渴喜饮、目赤口苦、小便黄短、大便秘结、舌红、苔黄、脉弦而数。治疗采用疏肝泻热、佐以安神之法。可着重练习"呵"字诀、"嘘"字诀、"嘻"字诀出声。

(5)痰热内扰:表现为不寐头重、痰多胸闷、恶食嗳气、吞酸恶心、心烦口苦、目眩、苔腻而黄、脉滑数等症。采用化痰清热、和中安神之法。可着重练习"呬"字诀、"呵"字诀出声。

二、抑郁症

抑郁症是一种高患病率、高疾病负担、高复发率、高致残率、高自杀率的慢性精神疾病,以显著而持久的心情低落为主要临床症状,患者通常表现为无法集中注意力、反应迟钝、沉浸在自我世界里、兴趣明显减少;存在睡眠障碍、妄想、幻觉,严重者无法区分现实和想象,甚至会出现自残、自杀倾向。全球普遍使用《精神障碍诊断与统计手册(第 5 版)(DSM‐5)》作为心理疾病的诊断标准[4]。一般抑郁症患者的病情都是反复发作的,诱发因素包括有家庭遗传因素、躯体疾病、环境因素、个人性格因素、负性生活事件、社会心理刺激等。

中医学认为,抑郁症属于"郁证""脏躁""百合狐惑病"等范畴。基于中医药治疗抑郁症的临床观察文献统计分析,认为抑郁症的主要病因为情志失调,主要病理基础为肝失疏泄、忧思伤脾,病位以肝为主,与脾胃、心密切相关。中医临床证型主要分为肝郁气滞证、肝郁脾虚证和心脾两虚证。中医学认为,情志之所以致病,是由于"过度",即情志的剧烈变化超过了正常人体能承受的范围而为病。抑郁症的形成往往不是由于一种情志的失调而即刻发病,而是多种情志相互影响、长期作用形成的,多种情志交织致病多涉及肝、脾胃及心。气机不畅是情志失调的主要病变,肝主情志、主疏泄,性喜条达而恶抑郁;脾胃同居于中焦,脾主升、胃主降,为调畅气机升降之枢纽;心藏神为"五脏六腑之大主",主宰精神意识及情志活动。其生理功能正常时,可保持全身气机疏畅条达和情志的调畅;反之,当忧思等情志刺激影响了肝的疏泄功能,使肝失条达,导致气机郁结;影响了脾胃,使脾胃升降失常,导致气机阻滞;影响了心藏神的功能,使心神失守,导致情志失调,就会出现情志抑郁诸症。《医碥》云:"百病皆生于郁,郁而不舒,则皆肝木之病矣。"《景岳全书·郁证》中描述:"至若情志之郁,则总由乎心,此因郁而病也。"[5-6]

六字诀干预治疗方法:练习"健身气功·六字诀"功法1遍,每天1~2次。

【辨证加减】

(1)肝郁气滞:表现为情绪低落,急躁易怒,神志不宁,善悲易凉,悲伤易哭,坐立不安,头晕头痛,心悸、怔忡、心烦、焦虑,健忘、失眠多梦,口苦口干。舌红、苔薄黄,脉弦数或弦细数。可着重练习"呵"字诀、"嘘"字诀、"嘻"字诀出声。

(2)肝郁脾虚:表现为情绪抑郁不舒,胸胁胀满,脘闷腹胀,善太息,心情烦躁或不喜言语,难以入睡,疲乏无力,大便黏腻,舌红,苔白腻,脉弦细或弦缓。可着重练习"嘘"字诀、"呵"字诀出声,"呼"字诀不出声。

(3)心脾两虚:表现为苦思多虑,胸闷心悸,失眠健忘,面色萎黄,头晕目眩,神疲倦怠,易出汗,纳谷不香,舌淡、苔薄白,脉弦细或细数。可着重练习"嘘"字诀出声,"呵"字诀、"呼"字诀不出声。

三、焦虑症

焦虑症是以持续性、广泛性焦虑或反复惊恐发作并伴有自主神经症状和运动不安为主要临床症状的精神障碍性疾病。按照起病形式和病程长短,焦虑症可以分为急性焦虑(惊恐障碍)和慢性焦虑(广泛性焦虑)两种[7]。本病病因不明,受环境因素和遗传因素共同影响,本病可发生于任何年龄,以40岁左右发病者多见。焦虑表现为自由浮动性焦虑,既无确定对象又无具体内容的不安和恐惧。有些患者表现为坐卧不宁、来回走动或搓手顿足;因头、颈及背部肌肉的紧张,导致头痛和背部疼痛,有压迫感,可见全身颤抖;有自主神经系统的功能紊乱,可有口干、唾液分泌增多、咽喉堵塞感、呼吸困难、胸闷、心悸、上腹饱胀感、大便次数增多等;还可能出现睡眠障碍,如入睡困难、多梦、易醒等[8]。

中医学认为,焦虑症属于"惊证""百合病""烦躁"等范畴。《素问·至真要大论》描述该病症状为"心中澹澹大动,恐人将捕之""心怵惕思虑"。《金匮要略》曰:"百合病者……意欲食复不能食,常默默,欲卧不能卧,欲行不能行,饮食或有美时,或有不用闻食臭时……"后世医家对本症也有论述,如金代刘完素提出:"惊,心卒动而不宁也。火主动,故心火热甚也。"明代王肯堂《证治准绳》曰:"肝、胆、心、脾、胃皆有惊证明矣。"中医学认为,本病多因素体气血亏虚,复为七情惊恐所伤,心脾肝胆亏损,痰热瘀血内阻所致。心气虚心神失主,胆虚决断失职;或心脾气血双亏,心神失养;或阴血不足,气机郁滞,化火伤阴,扰乱心神;或痰郁化火,痰热扰心,心神不宁;或七情过激,气滞血瘀,心血瘀阻,神明无主。故本病以脏腑亏损,或痰热瘀血扰心为主要病因病机。

六字诀干预治疗方法:练习"健身气功·六字诀"功法1遍,每天1~2次。

【辨证加减】

(1)心胆气虚:心悸胆怯,善惊易恐,多疑善虑,精神恍惚,情绪不宁,坐卧不安,少寝多梦;舌质淡,舌苔白,脉数或虚弦。可着重练习"呵"字诀、"嘻"字诀不出声。

(2)心脾两虚:心悸,善惊多恐,失眠多梦,头晕,面色不华,倦怠乏力,食欲不振,便溏;舌质淡,苔薄白,脉细弱。可着重练习"嘘"字诀出声,"呵"字诀、"呼"字诀不出声。

(3)阴虚内热:多疑惊悸,少寐多梦,欲食不能食,欲卧不能卧,欲行不能行,口苦尿黄;舌红,少苔或无苔,脉细数。可着重练习"呬"字诀不出声,"吹"字诀、"呵"字诀出声。

(4)痰热扰心:心烦意乱,坐卧不宁,夜寐多惊,性急多言,头昏头痛,口干口苦;舌质红,苔黄腻,脉滑数。可着重练习"呬"字诀、"呵"字诀出声。

(5)瘀血内阻:心悸怔忡,夜寐不安,或夜不能寐,多疑烦躁,胸闷不舒,时或头痛心痛如刺,或眼圈黯黑;舌质黯红,边有瘀斑;或舌面有瘀点,口唇紫黯,脉涩或弦。可着重练习"呵"字诀、"嘘"字诀、"呼"字诀、"嘻"字诀出声。

四、感冒

感冒是呼吸道的常见疾病,一年四季均可发生。中医学认为,感冒是由于外邪侵袭卫表,机体正气不足,卫表不固,卫外功能减弱所致。临床可分为风寒、风热、暑湿等证型。常见有头痛、四肢酸痛、发热、畏寒乏力、鼻塞、流涕、咳嗽,部分患者还伴有食欲差、恶心、腹泻、呕吐等症状。

六字诀干预治疗方法:练习"健身气功•六字诀"功法1遍,每天1~2次。

【辨证加减】

(1)风寒感冒:恶寒重,发热轻,头痛;鼻塞,流清涕,咳嗽,喉痒;无汗,口不渴,多咳稀白痰;舌苔薄白,脉浮紧。可着重练习"嘘"字诀、"吹"字诀、"呬"字诀不出声。

(2)风热感冒:发热,微恶风寒,头胀痛身酸楚;流黄浊涕,咳嗽,咽红干痛;微汗,口干渴,咳痰黄稠;舌尖红,苔薄黄,脉浮数。可着重练习"呵"字诀、"嘘"字诀、"呬"字诀出声。

（3）感寒湿滞：发热恶寒，体温不高，头痛；内有痰湿中阻，胃脘满闷，恶心呕吐，腹痛泻下。可着重练习"吹"字诀、"呬"字诀出声，"呼"字诀不出声。

五、咳嗽

咳嗽是人体呼吸道受到刺激后引发的一种保护性反射动作，一般由气管、支气管黏膜或胸膜受炎症、异物、物理或化学性刺激引起，但绝大部分咳嗽是由于呼吸系统疾病引起的，如慢性气管炎、哮喘、肺气肿、肺炎等。若咳嗽无痰或痰量很少则为干咳，常见于急性咽喉炎、支气管炎的初期；急性骤然发生的咳嗽，多见于支气管内异物；长期慢性咳嗽，多见于慢性支气管炎、肺结核等。中医学认为，咳嗽分外感、内伤两大类：外感多由风、寒、燥、热等邪侵入肺部所致，外感咳嗽一般起病较急，病程较短，常伴有畏寒、发热、头痛等症状；内伤咳嗽多由痰湿、肝火及肺虚所致，内伤咳嗽一般起病较慢，往往有较长的咳嗽病史和其他脏腑失调证候。咳嗽的不利作用是把气管病变扩散到邻近的小支气管，使病情加重；另外，持久剧烈的咳嗽可影响休息，还易消耗体力，并可引起肺泡壁弹性组织的破坏，诱发肺气肿。治疗以宣肺、健脾、补肾为主[9]。

六字诀干预治疗方法：练习"健身气功·六字诀"功法 1 遍，每天 1～2 次。

【辨证加减】

（1）外感咳嗽：咯痰稀薄，痰白色，鼻塞，鼻流清涕，喉痒或咳时胸痛，兼有头胀痛，恶寒发热，无汗，肢体酸楚，舌苔薄白，脉象浮弦。可着重练习"嘘"字诀、"吹"字诀、"呬"字诀出声。

（2）内伤咳嗽：痰多，痰白而稀，胸脘痞闷，或胃纳不振，大便溏薄，神疲乏力，舌苔白腻，脉象濡滑。可着重练习"呬"字诀、

"呼"字诀出声。

六、咳血

咳血,又称咯血、嗽血。其血由肺系经气道咳嗽而出,或痰中带有血丝,或痰血相兼,或纯血鲜红,间夹泡沫。包括现代医学的肺结核、支气管扩张及某些心血管疾病等引起的咳血等。轻者仅痰中带血,重者则血点滴而出。多因肺热炽盛,或阴虚火旺、灼伤肺络,或久咳损伤肺络,或肝火犯肺、灼伤肺络所致[10-11]。

六字诀干预治疗方法:练习"健身气功·六字诀"功法 1 遍,每天 1～2 次。

【辨证加减】

(1) 风热伤肺:喉痒咳嗽,痰中带血,口干鼻燥,或有身热,舌红苔薄黄,脉浮数。可着重练习"呵"字诀、"嘘"字诀、"呬"字诀出声。

(2) 肝火犯肺:胸胁牵痛,咳嗽痰中带血,口苦,胸闷,气短,烦躁易怒,大便干燥,小便短赤;舌质红,苔黄,脉弦数。可着重练习"呵"字诀、"嘘"字诀、"呬"字诀出声。

七、哮喘

哮喘包括支气管哮喘、哮喘性支气管炎等,是因气管和支气管对各种刺激物的刺激不能适应,而引起的支气管平滑肌痉挛、黏膜肿胀、分泌物增加,从而导致支气管管腔狭窄的一种疾病。喘症以呼吸困难甚至张口抬肩、鼻翼翕动、不能平卧为特征;哮证是一种发作性的痰鸣气喘疾患,发作时喉中哮鸣有声、呼吸气促困难,甚则喘息难以平卧。由于哮必兼喘,故又称作哮喘[12]。哮喘症状可在数分钟内发作,经数小时至数天,某些患者在缓解数小时后可再次发作。夜间及凌晨发作和加重常是哮喘的特征之一。本病好发于秋冬季节,可发于任何年龄,其中以 12 岁前开始发病者居多。

本病属于中医学的"哮证""喘证""痰饮"等病证范畴。中医学认为,本病因风寒、郁热、痰湿壅阻肺气,肺失清肃,逆而为喘,与肺、脾、肾三脏有关。发作期多为邪气偏盛,气郁血滞,实为本虚标实之证。如哮喘久不得愈,肺肾皆虚,摄纳失司,则发为虚喘[13]。

六字诀干预治疗方法:练习"健身气功·六字诀"功法 1 遍,每天 1~2 次。

【辨证加减】

(1)实证:胸膈满闷,呼吸急促,或喉中痰鸣,咳痰稀白,口不渴,或渴喜热饮,初起多兼恶寒头痛,舌苔白滑,脉浮紧或弦滑,此为寒饮,治以温肺散寒,豁痰平喘,可着重练习"呼"字诀、"呬"字诀出声;若见呼吸急促,咳痰黄稠,胸高气粗,鼻翼翕动,面赤自汗,口渴喜饮,舌质红,苔黄,脉滑数,此为痰热,是因痰热搏结于肺,或感受风热,肺失清肃,气逆于上所致,治以清热宣肺、化痰平喘,可着重练习"呵"字诀、"呬"字诀、"嘻"字诀出声;若见喘急咳嗽,痰多黏腻,甚则胸中满闷或喉间痰鸣,恶心纳呆,口淡无味,舌苔白腻,脉滑,此为痰浊,主要因为肺失宣降,脾胃不和所致,治以燥湿化痰,降气平喘,可着重练习"呼"字诀、"呬"字诀出声。

(2)虚证:久病不愈,引起肺和肾的亏损。因为肺有主管气的功能,肾有摄纳肺气的作用,肺和肾失去这些生理功能后,就会发生哮喘。虚证哮喘应在治疗哮喘的同时,治疗引起哮喘的其他疾病。有肾虚现象的,加练"吹"字诀不出声。

八、肺癌

肺癌是原发性支气管肺癌的简称,是最常见的肺部原发性恶性肿瘤之一,其起源于支气管黏膜。肺癌的临床表现取决于其发生部位、发展阶段和并发症。早期多无明显的症状和体征,仅在做 X 线检查时被发现,多数患者以反复或持续咳嗽(干咳或呛咳)、咳吐白色泡沫状黏液或痰涎,经常规抗感染治疗无效,再以 X 线或 CT 检查而被发现。有部分患者也可以出现胸闷、胸痛或咯血、呼吸急促等症状。至晚期,患者可出现低热、咳嗽不已、形体消瘦等,或因肿瘤压迫、转移而引起其他并发症。

本病属中医学"肺积""咳嗽""咯血"等范畴。其发病原因主要由于体内脏腑功能失调、正气内虚、外界毒邪乘虚而入,导致气血津液代谢失常,气滞、血瘀、痰湿停聚、邪毒内结于肺所致。发病可累及五脏六腑,病性多属正虚邪实,以正虚为发病基础[14]。

六字诀干预治疗方法:练习"健身气功・六字诀"功法 1 遍,每天 1～2 次。

【辨证加减】

(1)阴虚痰热:咳嗽,无痰或少痰,或泡沫黏痰,或痰黄难咳,痰中带血,气急胸闷,心烦,失眠,口干,便秘,发热,脉细或数,舌质红,苔薄。治以养阴清肺、解毒散结。可着重练习"吹"字诀、"呬"字诀出声。

(2)气阴两虚:咳嗽少痰,咳声低弱,痰中带血,气短,神疲乏力,自汗或盗汗,纳少,口干不多饮,脉细弱,舌苔薄,质淡红。治以益气养阴、清热解毒。可着重练习"呬"字诀、"嘘"字诀、"呵"字诀、"呼"字诀不出声。

(3)脾虚痰湿:咳嗽痰多,少气懒言,胸闷纳呆,神疲乏力,面色白,或有水肿,大便溏薄,舌质淡肿,苔白腻,脉濡缓或濡,治以益气健脾、解毒消肿。可着重练习"呵"字诀、"呼"字诀不出声、"呬"字诀出声。

(4) 阴阳两虚:咳嗽,气急,动则喘促,面色白,腰膝酸软,神疲乏力,畏寒肢冷,脉沉细,舌质淡红,苔薄白。治以温肾养阴、消肿散结。可着重练习"吹"字诀、"呬"字诀不出声。

(5) 气滞血瘀:咳嗽痰中带血,胸胁胀痛,大便干结,肺内肿块大,伴有胸膜转移,脉弦或涩,唇舌黯或舌质有瘀点,苔薄黄。治以利气化痰、消肿解毒。可着重练习"呵"字诀、"嘘"字诀、"呬"字诀、"嘻"字诀出声。

九、喉癌

喉癌是原发于喉部上皮组织的恶性肿瘤,以鳞状细胞癌最为多见,是耳鼻咽喉科常见的恶性肿瘤之一。好发年龄为50～70岁,男性较女性多见。发生病因不明,可能与长期过度吸烟、饮酒、接触有害化学气体等有关。临床表现主要为声音嘶哑(这是声门区肿瘤的首发症状,声嘶呈进行性加重),咽喉部异物感和疼痛(常为声门上癌比较早期出现的症状),咳嗽与痰中伴血丝(是癌破溃之后常出现的症状),呼吸困难(较晚期的症状),颈淋巴结转移(可转移到同侧颈深中部淋巴结,晚期可能转移到对侧)等[15-16]。

本病属中医学"喉菌"范畴。中医学认为,喉菌是由咽喉部气血痰浊凝结而成,与情志不遂、邪毒外犯、饮食所伤、不良嗜好及年老体虚等因素有关:长期过食辛辣炙煿及发霉腐败有毒物品,以致脾胃受伤,运化失健,水湿内停,痰浊内生,阻滞脉络,久则气血凝聚,痰浊困结,积结而成肿块;若素体热盛,脏腑功能失常,或老年元气虚弱,肾精亏损,又为邪毒所犯,正气既不足,邪气则居之,正不胜邪,邪毒困结,日久化热化火,渐渐积聚而成癌肿;或情志不遂,悲怒伤肝,肝伤则肝气郁结,疏泄失常,气机失宣,肝藏血,肝气失调,则气血滞留,郁结成块。若郁久化火,火毒结聚,灼伤肌膜脉络,则致肿块溃破腐烂;肝气郁结则脾失健运,或脾湿内停则气机不宣,肝失疏泄,以致肝脾失调,气血痰浊胶结成块。综上,喉菌是由多种发病因素引起,在机体脏腑功能失健的情况下,如肝、脾、肾素虚,元气不足,机体内外各种致病因素的影响下产生的一系列病理变化,出现了气血凝滞或痰浊结聚,以致经络受阻,结聚而成;或痞塞日久,则结聚壅结,化火化热,火毒内困而成。

六字诀干预治疗方法:练习"健身气功·六字诀"功法 1 遍,每天 1～2 次。

【辨证加减】

(1) 风寒袭肺:声音嘶哑,恶风恶寒,咽喉发紧,突然发作,舌苔白,脉浮紧。可着重练习"呵"字诀、"嘘"字诀、"呬"字诀出声,"吹"字诀不出声。

(2) 气阴两虚:声音嘶哑,咽喉疼痛,气短气喘,语言低微,多汗口干,舌红少苔,脉沉细。可着重练习"吹"字诀、"嘘"字诀、"呬"字诀、"嘻"字诀不出声。

(3) 肺虚有热(肺胃积热):声音嘶哑,咽干口燥,五心烦热,潮热盗汗,咽喉肿痛,喉部异物感,吞咽不利,咳嗽吐痰,痰中带血,恶心厌食,小便黄赤,大便艰涩,舌绛苔黄,脉弦数。可着重练习"呵"字诀、"呼"字诀、"呬"字诀出声。

(4) 阴虚火旺:声音嘶哑、咽喉干燥,持续呛咳,咯血喉痛,吞咽困难,颈部肿核,舌质红干,舌苔黄,脉细滑数。可着重练习"呵"字诀出声,"吹"字诀、"呬"字诀不出声。

(5) 痰结湿聚:声音嘶哑,咽喉疼痛,颈部肿核,恶心腹胀,大便溏泄,白带黄黏,舌质淡,舌体胖有齿痕,脉沉滑。可着重练习"吹"字诀、"呬"字诀、"呼"字诀出声。

(6)肝气郁结:咽喉疼痛,声音嘶哑,咳声低弱,神疲乏力,口苦咽干,吞咽不利,妨碍饮食,头晕目眩,胸胁胀痛,舌燥苔薄黄,脉弦。可着重练习"呵"字诀、"嘘"字诀、"呬"字诀、"嘻"字诀出声。

(7)肾虚内热:声哑失音,喉部溃烂作痛,饮食困难,痛连耳窍,痰涎壅盛,五心烦热,舌苔厚腻,脉象沉数。可着重练习"吹"字诀不出声,"呬"字诀、"呵"字诀出声。

十、高血压

高血压是一种常见的,以体循环动脉血压增高为主要表现的一组临床症候群。临床上一般认为,在安静休息时,如血压经常超过140/90毫米汞柱,就是血压升高,但判定有无高血压要以舒张压增高与否为主要依据,而收缩压增高的意义则要参考患者的年龄来决定。原发性高血压可伴有头痛、头晕、头胀、耳鸣目眩、健忘失眠、心悸乏力、烦闷不安等,晚期可导致心、肾、脑、眼等器官的病变。西医对本病有3种病因学说:外界环境及内在的不良刺激、肾素-血管紧张素-醛固酮系统、大脑皮质功能失调,引起交感神经兴奋,促进血压增高。

原发性高血压属中医"内风""眩晕""肝阳""肝风"等范畴,与肝、肾两脏有关。《黄帝内经》中就有"诸风掉眩,皆属于肝"的记载。中医学认为,本病可由精神因素、饮食失节和内伤虚损等因素引起,致机体阴阳失调,尤以肝肾两脏为主,表现为肾阴不足,肝阳上亢,形成上盛下虚的病理现象。从病程进展来分析,阴损于前,阳亏于后,而导致阴阳两虚的症候。从临床实际看,本病虚证多于实证,阴虚多于阳虚;从标本论,阳亢为标,阴虚为本。总之,本病是虚中夹实造成本虚标实的病理现象。对于妇女患高血压,则多与冲任有关,其中冲任的调节以及冲任督三脉循环消长,虽与上述论述有不同之处,但从转归而言,无不与肝肾平衡失调有关[17]。

六字诀干预治疗方法:练习"健身气功·六字诀"功法1遍,每天1～2次。

【辨证加减】

(1) 肝阳上亢:头痛,眩晕,烦躁易怒,面红耳赤,口舌干燥,大便秘结,小便短赤,有时失眠,舌红,苔黄干燥,脉弦或弦数。可着重练习"呵"字诀、"嘘"字诀出声,"吹"字诀不出声。

(2) 阴虚阳亢:眩晕头痛,头重脚轻,耳鸣健忘,腰膝酸痛,五心烦热,心悸失眠,舌质红,苔薄或少苔,脉弦细数。可着重练习"呬"字诀、"吹"字诀不出声,"嘘"字诀出声。

(3) 阴阳两虚:头晕眼花,头重脚轻,心慌气短,腰膝酸软,夜间尿多,阳痿遗精,五心烦热,舌质淡少苔,脉沉弱或沉细。可着重练习"呬"字诀、"吹"字诀、"嘻"字诀不出声。

(4) 痰湿壅盛:眩晕,头重如蒙,胸闷恶心,食少,呕吐痰涎,身重困倦,苔厚腻,脉濡滑。可着重练习"呬"字诀、"呼"字诀出声。

(5) 冲任不调:妇女围绝经期月经紊乱,头痛、眩晕,烦闷烦躁,易怒失眠,腰痛尿频,舌淡红,苔薄或腻,脉弦细。可着重练习"吹"字诀不出声,"嘘"字诀、"嘻"字诀出声。

(6) 肾性高血压:各种肾脏疾病均能损害肾实质,造成肾素增加,而引起症状性高血压。可着重练习"呵"字诀、"吹"字诀出声。

十一、低血压

低血压是指动脉血压等于或低于60/90毫米汞柱,患者以头晕、目眩为主要表现的一组临床症候群。由于血压过低,轻者头晕、乏力,重者有头晕目眩、神疲嗜睡、心悸胸闷、心前区不适等表现。低血压可以分为急性、慢性两大类。急性低血压是指患者血压由正常或较高的水平突然且明显下降;慢性低血压是指血压持续低于正常范围的状态,其中多数与患者体质、年龄或遗传等因素有关[18]。

本病属中医学"眩晕""头痛""胸闷""虚劳""伤暑"等范畴。可能病因病机如下:①过度劳累紧张,或劳心思虑,缺乏运动,久坐久卧伤气,或大病久病之后体虚,心气虚则心脉运行无力,血行迟缓。②素体不健,或恣食生冷厚味,或病中过用苦寒克伐,形成脾虚水湿停聚,血脉充盈而致血行迟缓。③脾虚不运,或嗜食肥甘厚味,腻脾碍胃,以致清浊不分,水谷精微化为痰浊,注入脉中,久而成瘀,瘀阻于脉,影响血液运行,发为本病。④夏季炎热,气压偏低,相对氧含量减少。天暑地热,最易灼人正气,气阴随汗而泻;加之夜间睡眠质量差或元气素亏或不重调摄,均可形成气阴两虚之证;气虚则血行无力,阴虚则脉不充盈,血行缓慢。

六字诀干预治疗方法:练习"健身气功·六字诀"功法1遍,每天1~2次。

【辨证加减】

(1)心脾两虚:头晕,心悸健忘,失眠多梦,倦怠无力,面色萎黄,饭食减少,腹胀便溏,舌质淡嫩,苔白,脉细弱。可着重练习"嘘"字诀、"呵"字诀、"呼"字诀不出声。

(2)肝肾阴虚:头晕目眩,耳鸣,失眠健忘,咽干口渴,腰膝酸软,颧红盗汗,遗精,舌质红少苔,脉细数。可着重练习"呬"字诀、"吹"字诀、"嘘"字诀不出声。

073

十二、风湿性心脏病

本病是由风湿活动侵犯心肌、心包及心内膜,导致心脏瓣膜的损害,瓣膜病变造成了血流动力学的改变,日久引起心肌代偿劳损,最终出现心功能不全及相关并发症。本病属中医学"心痹""心悸""怔忡""咳喘""水肿"等范畴[19]。多因风寒湿邪内侵,久而化热;或风湿热邪内犯,内舍于心,导致心脉痹阻、血脉失养;或阳虚无以温煦气化、阳虚不布;或水湿不化、内袭肺金、外溢肌肤四肢,或下走肠间而致病。常见心悸、怔忡、呼吸困难、咳嗽气短、咯血、心绞痛,或四肢逆冷、面色㿠白,或胸闷脘腹痞胀、不能平卧,或浮肿,或恶风发热、下午热甚,或颧面暗红、唇舌青紫。

六字诀干预治疗方法:练习"健身气功·六字诀"功法1遍,每天1~2次。

【辨证加减】

(1)心血瘀阻:心悸不安,胸闷不舒,心痛时作,咳嗽甚则咯血,两颧紫红,唇甲青紫,舌质紫黯或有瘀斑。治以活血化瘀、理气通络。可着重练习"嘘"字诀、"呵"字诀、"嘻"字诀出声。

(2)气血两虚:心悸气短,头晕乏力,面色无华,睡眠欠佳,舌质淡红,脉细弱。治以补血养心、益气安神。可着重练习"嘘"字诀、"呵"字诀、"呼"字诀、"呬"字诀不出声。

(3)心肾阳虚:心悸眩晕,胸脘痞满,咳嗽喘急,甚则不得卧。浮肿尿少,手足不温,舌质淡紫,脉沉细而数或结代。治以温阳利水、佐以扶正。可着重练习"嘘"字诀、"呵"字诀、"吹"字诀、"嘻"字诀不出声。

十三、冠心病

冠心病是一种常见的心脏病,由供应心脏物质的血管——

冠状动脉发生了粥样硬化所致,这种粥样硬化的斑块堆积在冠状动脉内膜上,久而久之,越积越多,使冠状动脉管腔严重狭窄甚至闭塞,从而导致心肌血流量减少,心脏供氧不足,从而产生一系列缺血性表现[20]。常表现为胸部出现压榨性疼痛,并可牵涉至颈、颌、手臂、后背及胃部,可伴有眩晕、气促、出汗、寒战、恶心及昏厥等,严重者可因心力衰竭而死亡。

本病属中医学"胸痹"范畴,多因心阳不足、寒邪乘心以致寒凝脉涩、拘急收引;或饮食不慎、或嗜食膏粱厚味,变生痰湿,痰湿侵犯占据清旷之区;或痰热灼络、火性上炎;或气血津液阴阳不足以致虚而血行缓慢;或七情内伤、气机郁滞均可导致气滞血瘀,血脉瘀阻,郁遏于胸[10]。

六字诀干预治疗方法:练习"健身气功·六字诀"功法1遍,每天1~2次。

【辨证加减】

(1)心阳亏虚:气滞痰阻气机,表现为胸闷、头痛、心悸、气短、面色苍白或黯滞、肢冷畏寒、自汗、小便清长、大便稀薄、舌胖嫩苔白润、脉缓滑或结代。治以活血化瘀、理气通络。可着重练习"呬"字诀、"嘘"字诀、"呵"字诀、"嘻"字诀出声。

(2)心阴虚损:痰阻气机,心阴虚损,表现为心悸、心痛、憋气、口干、耳鸣、眩晕、盗汗、夜睡不宁、夜尿多、腰酸腿软、舌嫩红苔薄白或无苔、脉细数而促或细数而结。治以活血化瘀、益气养阴。可着重练习"呼"字诀、"呬"字诀、"吹"字诀、"呵"字诀、"嘻"字诀不出声。

十四、嗳气

嗳气是指胃中气体上逆,出咽喉所发出的声响,其声长而缓,俗称"打嗝"或"打饱嗝"。

【辨证加减】

（1）食积停胃：嗳气有酸腐臭味，嗳声闷浊，不连续发作，兼有胸脘痞满，不思饮食，或恶心，舌苔厚腻，脉滑实，为食积停胃，可着重练习"呼"字诀出声。

（2）湿痰阻胃：嗳声断续，嗳声不响，食欲减退，或呕吐痰涎，舌苔白腻，脉濡滑，为湿痰阻胃，可着重练习"呼"字诀、"呬"字诀出声。

（3）脾胃虚弱：嗳声断续，嗳声低弱，兼有面色白或萎黄，神疲力乏，不思饮食，或呕吐清水，舌质淡，苔薄白脉虚弱，为脾胃虚弱，可着重练习"呵"字诀、"呼"字诀不出声。

（4）肝气犯胃：嗳气频繁、嗳声响亮、兼有胸胁不舒，或胁肋隐痛，舌苔薄白，脉弦滑，为肝气犯胃，本证型多见于胃神经官能症、慢性胃炎等，可着重练习"呵"字诀、"嘘"字诀出声，"呼"字诀、"嘻"字诀不出声。

十五、呃逆

呃逆是膈肌和肋间肌等辅助呼吸肌的阵挛性不随意挛缩，带动声门骤然关闭，发出"呃，呃"声音的现象，嗳气与呃逆的不同：嗳气声音"嗝——嗝——"作响，沉闷而悠长，间隔时间也较长，是气从胃中上逆；而呃逆声音"呃、呃、呃……"作响，尖锐而急促，气从喉间发出，同时伴有躯干震动和耸肩。

【辨证加减】

（1）胃中积寒：呃声沉缓有力，胃脘痞满，喜热饮，厌食冷物，口味淡腻，舌苔白，脉缓，为胃中积寒，可着重练习"吹"字诀、"呬"字诀、"呼"字诀出声。

（2）胃火内盛：呃声响亮有力，胸闷心烦，口渴欲饮，口臭，便秘，小便赤，舌苔黄或黄腻，脉滑数，为胃火内盛，可着重练习

"呬"字诀、"呼"字诀、"呵"字诀出声。

（3）脾肾阴虚：呃声低弱而不接续兼见脾肾阳虚证候的，可着重练习"呵"字诀、"呼"字诀、"吹"字诀、"嘻"字诀不出声。

（4）胃阴不足：呃声促而不连续兼见口干咽燥，大便干结，舌红绛光剥，脉细数，为肾阴不足，可着重练习"呬"字诀、"吹"字诀、"呵"字诀不出声。

（5）胃阳不足：反胃为阳虚有寒，应以扶养胃气为主，可着重练习"呵"字诀、"呼"字诀、"嘻"字诀不出声。

十六、胃痛

胃痛是指以上腹胃脘部近心窝处疼痛为主症的病症。引起胃痛的疾病有急慢性胃炎，胃、十二指肠溃疡，胃神经官能症或胃黏膜脱垂，胃下垂，胰腺炎，胆囊炎及胆石症等。胃痛在中医学中又称胃脘痛，其病名最早记载于《黄帝内经》，主要是由于寒邪客胃、饮食停滞、肝气犯胃、肝胃郁热、瘀血停滞、胃阴亏虚、脾胃虚寒等引起。其病位在胃，与肝脾关系密切，其病机分为虚实两端，早期胃气阻滞，胃失和降，不通则痛，表现为实证；后期脾胃虚弱，胃腑失于温煦或濡养，不荣则痛，表现为虚证或虚实夹杂证，治疗上以理气和胃止痛为主[21]。

六字诀干预治疗方法：练习"健身气功·六字诀"功法1遍，每天1～2次。

【辨证加减】

（1）寒邪客胃：胃痛暴作，恶寒喜暖，腹得温则痛减，遇寒则痛增，口和不渴，喜热饮，苔薄白，脉弦紧。治以散寒止痛为主。可着重练习练"呬"字诀、"呼"字诀、"吹"字诀出声。

（2）饮食停滞：胃痛，腹胀满，嗳腐吞酸或吐不消化食物，吐食或放屁后痛减，或大便不爽，苔厚腻，脉滑。治以消食导滞为主。可着重练习"呬"字诀、"呼"字诀出声。

（3）肝气犯胃：胃胀闷，攻撑作痛，嗳气频繁，大便不畅，每因情志因素而作痛，苔多薄白，脉沉弦。治疗以疏肝理气为主。可着重练习"呵"字诀、"嘘"字诀、"呼"字诀、"嘻"字诀出声。

（4）肝胃郁热：胃灼痛，痛势急迫，烦躁易怒，泛酸嘈杂，口干口苦，舌红苔黄，脉弦或数。治疗以疏肝和胃为主。可着重练习"呵"字诀、"嘘"字诀、"呬"字诀、"呼"字诀出声。

（5）瘀血停滞：胃疼痛，痛有定处而拒按，或痛有针刺感，食后痛甚，或见吐血便黑，舌质紫黯，脉涩。治疗以活血化瘀为主。可着重练习"呵"字诀、"嘘"字诀、"呬"字诀、"呼"字诀出声。

（6）胃阴亏虚：胃痛隐隐，口燥咽干，大便干结，舌红少津，脉细数。治疗以养阴益胃为主。可着重练习"吹"字诀、"呼"字诀不出声。

（7）脾胃虚寒：胃痛隐隐，喜温喜按，空腹痛甚，得食痛减，泛吐清水，纳差，神疲乏力，甚则手足不温，大便溏薄，舌淡苔白，脉虚弱或迟缓。治疗以温中健脾为主。可着重练习"吹"字诀、"呵"字诀、"呼"字诀不出声。

十七、五更泄

五更泄又名肾泄、晨泄、鸡鸣泄，是一种慢性、反复发作性的每日五更寅时（清晨3～5点）定时发作的强迫性腹泻。从临床观察，多数在4～6点，属寅时和卯时，夏季可提前，冬季可错后。临床表现为每天清晨4～6时，肠鸣腹泻，急欲登厕，排泄物稀溏或水样便，泄后则安，或仍有短暂的腹痛。五更泄有严格的时间性、急迫性和连续性，泄泻的时间必须仅在寅卯时，在一天的其他时间也腹泻的就不能称为五更泄；急迫感是指急迫难耐，若动作稍慢，未及至厕，就可能失禁；连续性是指连续在每天的寅卯时都腹泻,呈慢性反复发作性,若偶然在寅卯时腹泻 1～2 次,不能称为五更泄。五更泄的粪便中绝无脓血,也无里急后重,这是与脏毒或痢疾的鉴别要点[22]。

五更泄主要由于脾肾阳虚所致。治疗以温补脾肾阳气为主。可着重练习"呵"字诀、"呼"字诀、"吹"字诀、"嘻"字诀出声。

十八、痢疾

痢疾是以腹部疼痛、里急后重、下赤白脓血便为主症的肠道传染性疾病,多发于夏、秋季节,主要因湿热、疫毒所致。多因饮食不节、不洁,伤及脾胃,湿热熏蒸,气血瘀滞,化为脓血。虽有虚寒,然必素体虚弱、痢下过久、凉泄太过,由湿热转为虚寒。且痢疾初起者断无虚寒者。可着重练习"呵"字诀、"呼"字诀、"吹"字诀、"嘻"字诀出声。

十九、胃癌

胃癌是指发生在贲门、胃体、幽门部胃黏膜上皮细胞的恶性肿瘤。病因还未明确,可能与环境因素、饮食习惯、癌前病变及遗传因素等有关。胃癌起病多隐匿。早期胃癌 70% 以上可毫无症状,或只有轻微上腹不适、纳差、疲倦等,局部可无体征,常误诊为慢性胃炎,直至癌症发展至中晚期,才相继出现相应症状[23]。

胃癌属于中医学"胃痛""反胃""积聚"等范畴。本病的发生与正气虚损和邪毒入侵有比较密切的关系。具体原因包括以下几个方面:①饮食失常可使脾失健运,不能运化水谷精微。过食生冷,伤败脾胃之阳气。②情志失调可使肝失疏泄,肝气郁结。胃之受纳与腐熟水谷功能失常。③正气内虚,有胃痛、痞满等病症者,久治未愈,痰瘀互结而致本病。或因年老体虚及其他疾病久治不愈,脾胃虚弱,复因饮食失常、情志失调等因素,使痰瘀互结为患,而致本病。④初期痰气交阻、痰湿凝滞为患,以标实为主;久病则本虚标实,本虚以胃阴亏虚、脾胃虚寒和气血两虚为主,标实则以痰瘀互结多见[23]。

六字诀干预治疗方法:练习"健身气功·六字诀"功法 1 遍,每天 1~2 次。

【辨证加减】

(1) 肝胃不和:胃脘胀满,时时隐痛,窜及两胁,气有不舒则痛加重,嗳气陈腐,吞咽困难,呕吐反胃,气逆失降,脉沉细或弦细,舌质淡红,苔薄白。治以舒肝和胃、降逆止痛。可着重练习"呼"字诀不出声,"嘘"字诀、"嘻"字诀出声。

(2) 脾胃虚寒:胃脘隐痛,喜按喜暖,朝食暮吐,或暮食朝吐,或食入不久仍复吐出,时吐清水,四肢发凉,神疲无力,大便溏薄,贫血,浮肿等。舌质淡而胖,有齿痕,苔薄滑润,脉沉缓或沉细而弱。治以温中散寒、健脾温胃。可着重练习"呵"字诀、"呼"字诀、"吹"字诀出声。

(3) 瘀毒内阻:胃脘刺痛,痛时拒按,心下痞块按痛,或吐血性胃内容物,便干色黑或如柏油样,皮肤枯燥,舌质黯紫或见瘀点,脉沉细或涩。治以解毒祛瘀、活血止痛。可着重练习"呵"字诀、"嘘"字诀、"呬"字诀、"呼"字诀、"嘻"字诀出声。

(4) 胃热伤阴:胃脘灼热,口干欲饮,胃内嘈杂,食后剧痛,纳差喜凉,五心烦热,大便干燥,脉滑数或细数,舌质红绛或光红少苔或黄苔、黑苔,治以清热解毒、益胃养阴。可着重练习"呼"字诀出声,"呬"字诀、"吹"字诀不出声。

(5) 气血双虚:全身乏力,心悸气短,头眩目晕,面色无华,虚烦不寐,自汗盗汗,甚则四肢浮肿,脉沉细无力,舌淡少苔。治以补气养血。可着重练习"呬"字诀、"嘘"字诀、"呵"字诀、"呼"字诀不出声。

二十、结肠癌

结肠癌是指结肠黏膜上皮在环境或遗传等多种致癌因素作用下发生的恶性病变,是常见的消化道恶性肿瘤之一。好发于直肠及直肠与乙状结肠交界处,以 40～50 岁年龄组发病率最高,男性居多。近年来,结肠癌在我国的发病率有增高的趋势,发病原因与遗传,结肠腺瘤、息肉瘤、慢性炎性病变,少纤维、高脂肪饮食习惯等有一定关系。其起病隐匿,早期常无明显的临床表现,病情发展较慢,出现明显症状时大多已到了中晚期[24]。临床表现有排便次数增多,排黏液脓血便等。

结肠癌属于中医"肠覃""癥瘕""积聚"等范畴。《灵枢·水胀》说:"肠覃者,寒气客于肠外,与卫气相搏,气不得荣,因有所系,癖而内着,恶气乃起,息肉乃生。其始生也,大如鸡卵,稍以益大,至其成,如怀子之状,久者离岁,按之则坚,推之则移,月事以时下,此其候也。"隋代巢元方在《诸病源候论》云:"癥者,由寒温失节,致脏腑气血虚弱,而饮食不消,聚结在内,渐染生长。"金元四大家之一的朱丹溪在其《丹溪心法》中说:"坐卧湿地,醉饮房劳,生冷停寒,酒面积热,以致荣血失道,渗入大肠,此肠风脏毒之所由作也。"结肠癌的发生以正气虚损为内因,邪毒入侵为外因,两者相互影响,正气虚损,易招致邪毒入侵,更伤正气,且正气既虚,无力抗邪,致邪气留恋,气、瘀、毒留滞大肠,壅蓄不散,大肠传导失司,日久则积生于内,发为结肠癌[25]。

六字诀干预治疗方法:练习"健身气功·六字诀"功法 1 遍,每天 1～2 次。

【辨证加减】

（1）脾肾阳虚：面色萎黄，腰酸膝软，腹痛绵绵，喜温喜暖，五更泄泻，或污浊频出无禁，舌淡，苔薄白，脉细弱。治以温补脾肾。可着重练习"呵"字诀、"呼"字诀、"吹"字诀、"嘻"字诀不出声。

（2）肝肾阴虚：头晕目眩，腰膝酸软，五心烦热，潮热盗汗，口渴咽干，大便秘结，舌红少苔，脉细数。治以滋养肾阴。可着重练习"呬"字诀、"吹"字诀、"嘘"字诀不出声。

（3）气血两亏：形体消瘦，气短乏力，时有便溏，或脱肛下坠，舌淡，苔薄白，脉细弱。治以补气益血。可着重练习"呬"字诀、"嘘"字诀、"呵"字诀、"呼"字诀不出声。

参考文献

［1］中国中医科学院失眠症中医临床实践指南课题组.失眠症中医临床实践指南（WHO/WPO）［J］.世界睡眠医学杂志,2016,3(1):8－25.

［2］中华医学会神经病学分会睡眠障碍学组.中国成人失眠诊断与治疗指南［J］.中华神经科杂志,2012,45(7):534.

［3］马树田,汪玉忠,陈丽丽.针刺结合推拿治疗失眠症的临床观察［J］.广州医药,2012,43(1):45－47.

［4］林思旸.抑郁症的概述［J］.科学咨询,2020,(10):29－31.

［5］张耀,张一琳.张耀医学新悟［M］.北京:中国中医药出版社,2018.

［6］许乐思,陈雨,王梦莎,等.抑郁症的中医临床辨证规律研究［J］.湖北中医药大学学报,2017,19(3):37－40.

［7］赵燕芬,范萍,王士才.内科疾病专家经典处方（第3版）［M］.郑州:河南科学技术出版社,2017.

［8］陈斌.认识焦虑症［J］.养生月刊,2018,39(8):711－713.

［9］谢文英.经络穴位按摩大全［M］.西安:陕西科学技术出版社,2018.01:213－214.

［10］程爵棠,程功文.单方验方治百病（第5版）［M］.郑州:河南科学技术出版社,2018.27＋92.

［11］程爵棠,程功文.民间秘方治百病［M］.郑州:河南科学技术出版

社,2017.

［12］士荣华,牛林敬. 中医经典验方大全［M］. 上海:上海科学普及出版社,2018.

［13］李强. 图解穴位埋线疗法［M］. 北京:中国医药科技出版社,2018.

［14］周德生,张雪花. 中医偏方全书(珍藏本　豪华精装版)［M］. 长沙:湖南科学技术出版社,2018.

［15］肖国士,潘海涛,匡继林. 名医推荐家庭必备秘方(珍藏本)［M］. 长沙:湖南科学技术出版社,2015.

［16］陈宁. 乡村医生诊疗手册［M］. 北京:中国医药科技出版社,2015.

［17］曹仁发. 中医功法养生［M］. 上海:复旦大学出版社,2016.

［18］谢文英. 中华望诊大全［M］. 西安:陕西科学技术出版社,2018.

［19］王永亮. 中医特色疗法临床应用［M］. 北京:中国医药科技出版社,2018.

［20］常学辉. 人体使用手册［M］. 天津:天津科学技术出版社,2018.

［21］李杨,葛元靖,杨建宇. 中医泰斗脾胃病医案妙方［M］. 郑州:中原农民出版社,2018.

［22］程延安,高希言. 中医杂病证治［M］. 郑州:中原农民出版社,1994.

［23］王林恒. 老中医教你养肠胃［M］. 哈尔滨:黑龙江科学技术出版社,2018.

［24］范玲玲. 赵尚华临床经典医案集锦［M］. 北京:中国中医药出版社,2017.

［25］王天宝,尉秀清,崔言刚,等. 实用胃肠恶性肿瘤诊疗学·下(普及版)［M］. 广州:广东科技出版社,2018.